„EASY MED"-Serie

BLUTHOCHDRUCK

Der stille Killer!

Alles was Sie darüber wissen müssen!

Doctor Ali Reza Samary

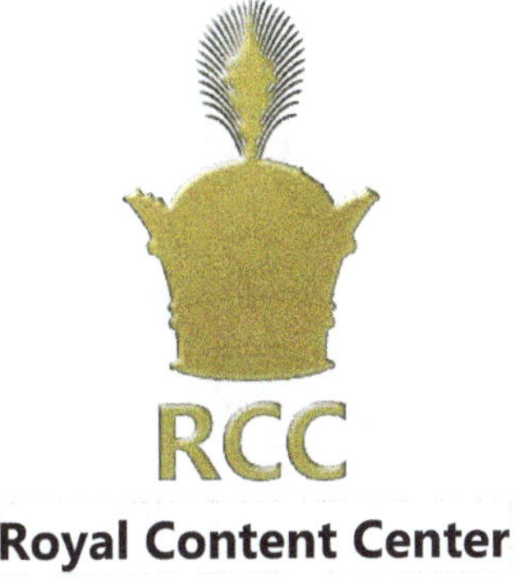

RCC

Royal Content Center

Impressum

Ich hoffe, dass Sie Freude an diesem Buch haben und Ihre Erwartungen erfüllt werden. Ihre Anregungen und Kommentare sind uns jederzeit willkommen. Bitte teilen Sie Ihre Meinung, Fragen, Kommentare und Bewertungen sowohl auf Amazon als auch auf unserer Webseite mit.

Mitwirkende an diesem Buch:

- **Lektorat und Korrektorat:** Doctor Ali Reza Samary
- **Typographie und Layout:** Doctor Ali Reza Samary
- **Coverbilder und -design:** Doctor Ali Reza Samary
- **Die Bilder in dem Buch:** freepik.com, flaticon.com
- **Herstellung und Gestaltung:** Royal Content Center GmbH

ISBN: 978-3-68981-001-6
1. Auflage: Juni 2024
Verlag: Royal Content Center GmbH

Alle Informationen zu diesem und weiteren Büchern unseres Verlags sowie zu den Kontaktmöglichkeiten finden Sie auf unseren Social-Media-Kanälen **@Royal-Content-Center** und Webseite **www.Royal-Content-Center.com** und. Dort können Sie sich auch umfassend über unser aktuelles Programm und unsere zukünftigen Pläne informieren, weitere Bücher und E-Books finden, sowie viele tägliche Gesundheitstipps lernen.

Einleitung zu „EAYS MED" Serie:

„Gemeinsam gegen das Unverstandene" Ihr Wegweiser durch die Welt der Krankheiten

Liebe Leserinnen und Leser,

Willkommen zu einer besonderen Serie von Ratgebern, die es sich zur Aufgabe gemacht hat, Licht in das Dunkel häufiger, doch oft nicht richtig verstandener Krankheiten zu bringen. Jeden Tag begegnen wir Patienten und Angehörigen, die trotz modernster medizinischer Versorgung aus der Arztpraxis mit einem Gefühl der Unsicherheit und mangelnder Information treten. Diese **„Lücke in der Aufklärung"** nimmt emotional starken Einfluss auf die Betroffenen sowie deren Familien und Pflegekräfte und kann den Krankheitsverlauf sowie die Ergebnisse verschlechtern. Mein Ziel ist es, genau diese Lücke zu schließen.

Mit der **"EASY MED"-Serie** möchte ich eine Brücke bauen zwischen medizinischem Fachwissen und dem alltäglichen Bedarf an verständlicher, greifbarer Information. Hier spreche ich nicht nur als Facharzt, sondern auch als Ihr Berater und Begleiter auf einer gemeinsamen Reise zu mehr Gesundheitskompetenz und Wohlbefinden. Je besser Sie Ihre Krankheit kennen, desto besser können Sie damit leben und trotzdem ein glückliches und längeres Leben führen.

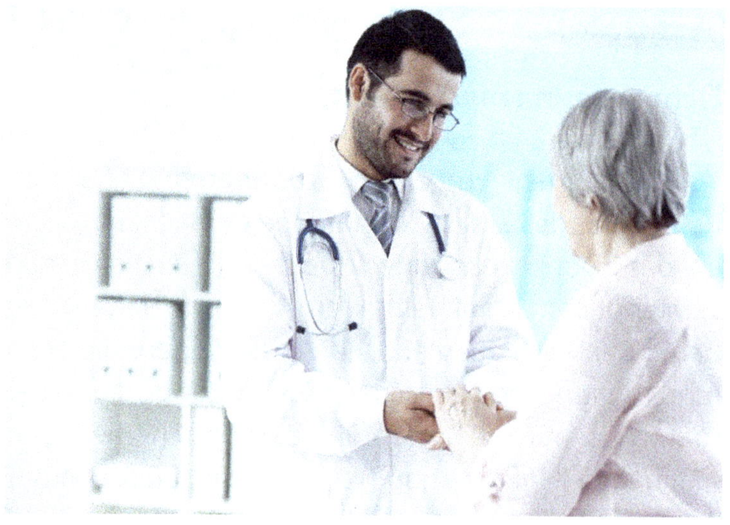

Diese Bücher sind für jeden gedacht – ob Sie direkt von einer Krankheit betroffen sind, ob Sie jemanden pflegen oder einfach nur mehr über präventive Gesundheitsmaßnahmen erfahren möchten. Durch die Seiten dieses Buches werden Sie nicht nur aufklärende Informationen finden, sondern auch inspirierende Geschichten, praktische Tipps und empathische Einsichten, die Ihnen helfen sollen, die Krankheit nicht nur zu verstehen, sondern auch aktiv zu managen.

Ein besonderes Anliegen ist es mir, die Informationen so aufzubereiten, dass sie jeder verstehen kann. Ich vermeide soweit wie möglich die Verwendung von Fachbegriffen. Die klare, einfache Sprache und anschauliche Beispiele sollen sicherstellen, dass das Wissen nicht nur aufgenommen, sondern auch umgesetzt wird. Jedes Kapitel ist so gestaltet, dass es nicht nur informiert, sondern auch motiviert und Ihnen zeigt, dass Sie trotz Ihrer Erkrankung die Kontrolle behalten und ein qualitativ hochwertiges Leben führen können.

Indem Sie dieses Buch lesen, machen Sie einen wichtigen Schritt in Richtung Selbstbefähigung. Sie rüsten sich mit dem nötigen Wissen aus, um fundierte Entscheidungen über Ihre Gesundheit treffen zu können. Sie lernen, Fragen zu stellen, die wirklich zählen, und entwickeln ein neues Verständnis dafür, wie Sie zusammen mit Ihren Ärzten und Pflegekräften als Team agieren können.

Ich lade Sie herzlich ein, sich von den Seiten dieses Buches inspirieren zu lassen. Nehmen Sie sich die

Freiheit, Fragen zu stellen, tiefer zu graben und sich nicht mit dem Status quo zufriedenzugeben. Denn das Verstehen Ihrer Krankheit ist der erste Schritt zur Besserung und ein entscheidender Schritt zu einem volleren, gesünderen Leben.

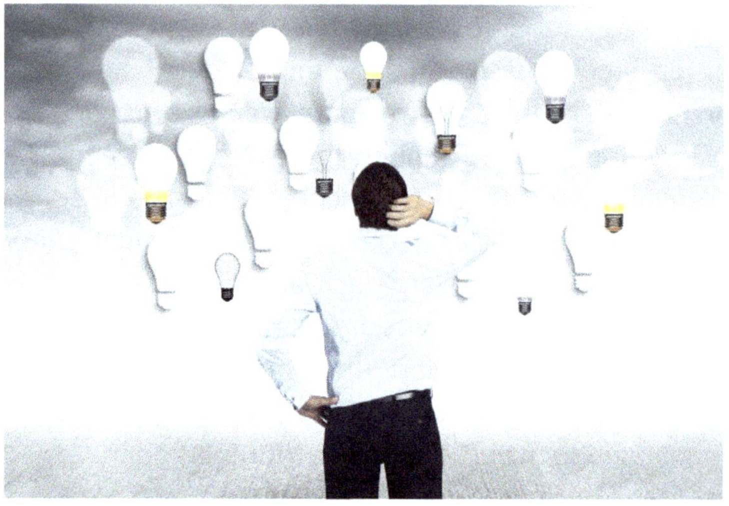

Teilen Sie dieses Wissen mit Ihren Freunden, Bekannten, Verwandten und Nachbarn. Die Bücher der "EASY MED"-Serie sind nicht nur wertvolle Informationsquellen, sondern auch das beste Geschenk für diejenigen, deren Gesundheit uns am Herzen liegt.

Mit Wissen als Werkzeug, Hoffnung als Wegweiser und Entschlossenheit als Begleiter sind wir gemeinsam stärker. Auf zu einer Reise, die Ihr Leben verändern wird.

In dieser Buchreihe habe ich mich entschieden, auf eine geschlechtergerechte Sprache zu verzichten und stattdessen durchgehend maskuline Pronomen zu verwenden. Als Mann finde ich es einfacher und natürlicher, in meinem eigenen Geschlecht zu sprechen. Bitte verstehen Sie, dass diese Entscheidung nicht als Wertbeurteilung oder Diskriminierung interpretiert werden soll. Sie dient lediglich der Lesefreundlichkeit und der Authentizität meines Ausdrucks. Ich respektiere und schätze alle Geschlechter gleichermaßen und hoffe, dass die Inhalte dieser Bücher für jeden Leser und jede Leserin, unabhängig von ihrem Geschlecht, wertvoll und informativ sind. Ich danke Ihnen für Ihr Verständnis und Ihre Offenheit.

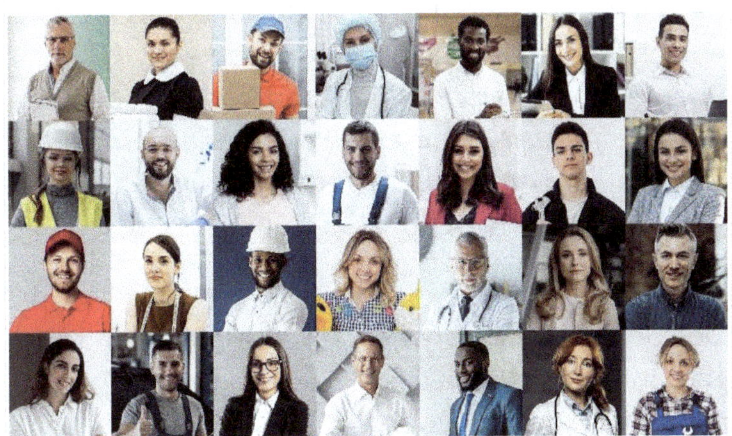

Wichtiger Hinweis: Am Ende ist es wichtig zu betonen, dass dieser Ratgeber nur Empfehlungen beinhaltet. Die Leser sollen unbedingt über die Diagnose, Therapie, Verlaufskontrolle und die Behandlung der Komplikationen mit ihrem Arzt sprechen. Die Verantwortung für die medizinische Betreuung liegt bei den behandelnden Ärzten, sodass ich, als der Autor dieses Buches keine Haftung übernehmen kann. Wie jede Wissenschaft, ist die Medizin ständigen Entwicklungen unterworfen. Forschung und klinische Erfahrung erweitern unsere Erkenntnisse, insbesondere was Behandlung und medikamentöse Therapie anbelangt. Der Laser darf darauf vertrauen, dass der Autor und Verlag große Sorgfalt darauf verwandt haben, dass die Angaben dem Wissensstand bei Fertigstellung des Werkes entspricht. Dafür kann jedoch keine Gewähr übernommen werden. Autor und Verlag appellieren an jeden Leser, ihm etwa auffallende Ungenauigkeiten dem Autor / dem Verlag mitzuteilen.

Doctor Ali Reza Samary,
Facharzt für Innere Medizin
Geschäftsführer (CEO) von:
Royal Content Center GmbH
Düsseldorf, 01.05.2024

Einleitung zu diesem Buch:

Bluthochdruck: Der stille Killer!
Unsichtbar, gefährlich, aber kontrollierbar

Liebe Leserinnen und Leser,

Willkommen zu diesem speziellen Ratgeber, der sich einem der am weitesten verbreiteten Gesundheitsprobleme in jeder menschlichen Gesellschaft widmet: dem **"Bluthochdruck"**. Diese Krankheit ist oft ein stiller Begleiter, der unbeachtet große Schäden anrichten kann. Es gibt eine erschreckende Statistik dazu: Selbst in den medizinisch gut versorgten westlichen Ländern wird nur etwa die Hälfte der Betroffenen überhaupt erkannt, von denen wiederum nur die Hälfte behandelt wird, und von diesen wird nur etwa die Hälfte angemessen und richtig behandelt. Das bedeutet, dass nur ca. 10 bis 15 Prozent der Personen mit Bluthochdruck adäquat und wirksam behandelt werden!

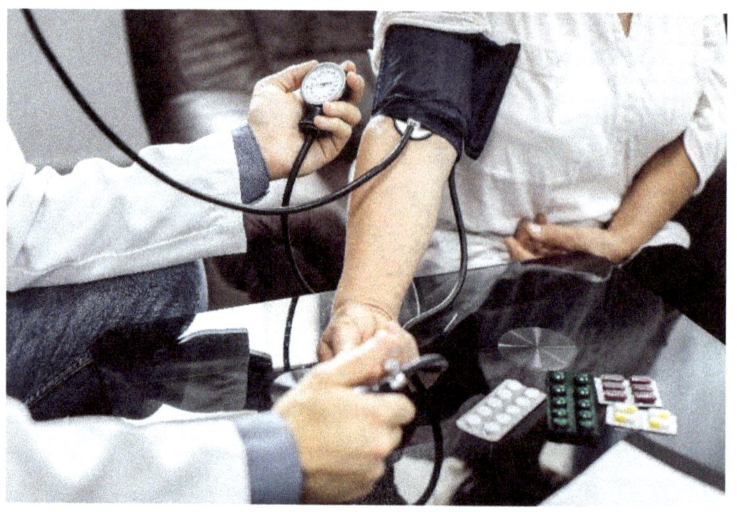

Ein komplexes Phänomen mit vielen Facetten

Bluthochdruck ist ein komplexes Phänomen mit vielen verschiedenen Facetten. Viele Risikofaktoren führen zur Entstehung des Bluthochdrucks, und wiederum ist der Bluthochdruck selbst ein Hauptrisikofaktor für viele verschiedene Organschäden und komplizierte Krankheiten. Deshalb erfordert es ein umfassendes Verständnis der verschiedenen Aspekte, die zur Entstehung und zum Verlauf dieser Erkrankung beitragen. Um Ihnen einen detaillierten Einblick zu geben, werden wir in den folgenden Kapiteln des Buches die grundlegenden Mechanismen, die Ursachen und Risikofaktoren, die Diagnosemethoden, die Behandlungsansätze sowie die Strategien für ein erfülltes Leben mit Bluthochdruck ausführlich behandeln.

Jedes Kapitel dieses Buches ist darauf ausgelegt, Ihnen nicht nur Wissen zu vermitteln, sondern auch Mut zu machen. Ich möchte, dass Sie sich nach der Lektüre befähigt fühlen, aktiv an der Gestaltung Ihrer Gesundheit mitzuwirken und eine Partnerschaft mit Ihren Ärzten auf Augenhöhe einzugehen. Gemeinsam können wir viele der Herausforderungen, die Bluthochdruck mit sich bringt, erfolgreich meistern. Denn nur durch Wissen, Selbstbewusstsein und proaktive Zusammenarbeit können wir das Beste für Ihre Gesundheit erreichen und Ihnen helfen, ein erfülltes und gesundes Leben trotz Bluthochdruck zu führen.

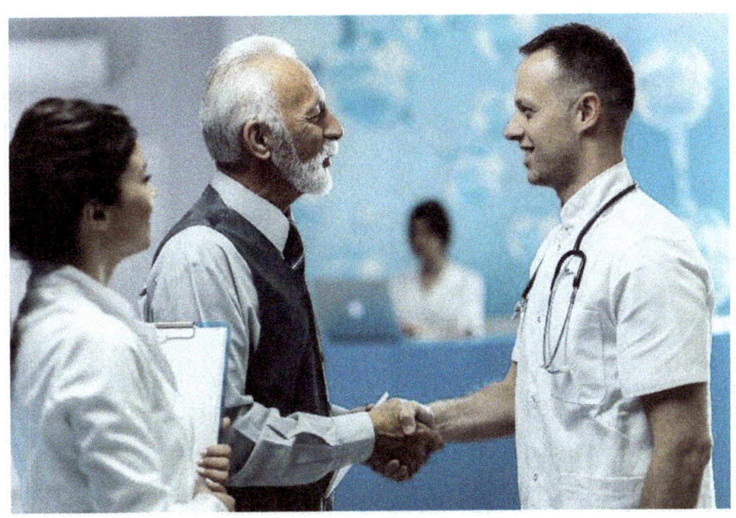

Im ersten Kapitel, "Grundlagen verstehen: Was ist Bluthochdruck eigentlich?" erklären wir die Funktionsweise des Blutkreislaufs, die Rolle von Herz und Blutgefäßen sowie die Bedeutung der beiden Blutdruckwerte: systolisch und diastolisch. Wir diskutieren auch die Blutdruckmessung und die Regulation durch Herzleistung, Blutvolumen und Gefäßwiderstand. Verschiedene Bluthochdruckarten und diagnostische Herausforderungen werden ebenfalls behandelt.

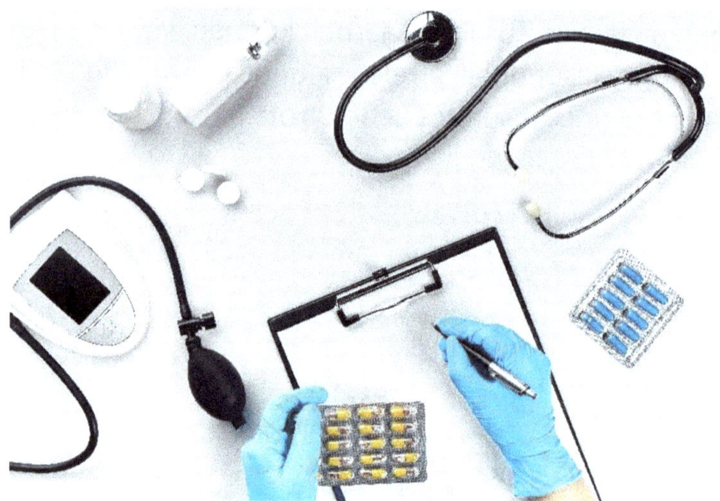

Im zweiten Kapitel, "Ursachen und Risikofaktoren: Woher kommt Bluthochdruck?" widmen wir uns den Ursachen und Risikofaktoren von Bluthochdruck. Wir unterscheiden zwischen primärem und sekundärem Bluthochdruck, erläutern bekannte Risikofaktoren und unterteilen sie in nicht beeinflussbare (wie genetische Veranlagung und Alter) und beeinflussbare Faktoren (wie Lebensstil und Ernährung). Schließlich betonen wir, wie gezielte Maßnahmen wie Bewegung und gesunde Ernährung beeinflussbare Risikofaktoren kontrollieren und das Bluthochdruckrisiko sowie dessen Komplikationen reduzieren können.

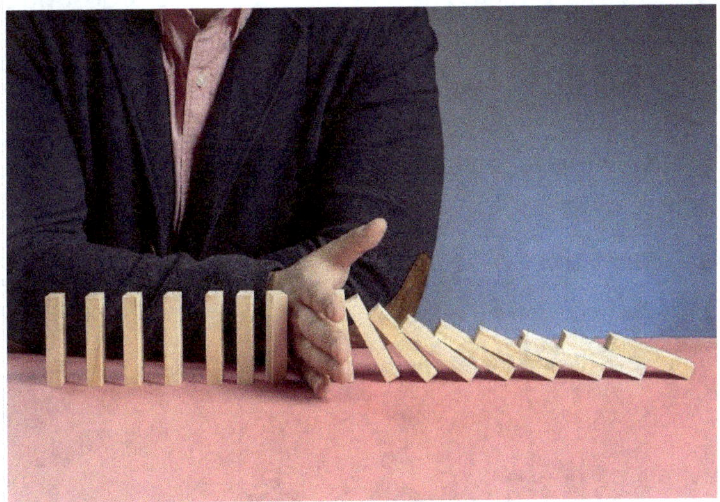

Im dritten Kapitel, "Symptome und Diagnose: Habe ich überhaupt Bluthochdruck?" erfahren Sie, wie Sie Ihren Blutdruck korrekt messen können. Wir stellen die 7x4-Methode zur Selbstkontrolle vor und erklären, wie Sie Ihre Werte interpretieren und dokumentieren. Außerdem erhalten Sie Tipps für die Vorbereitung von Arztbesuchen und die

Bereitstellung wichtiger Informationen für eine optimale Behandlung und langfristige Gesundheit.

Im vierten Kapitel, Im vierten Kapitel, „Behandlung des Blutdrucks: Was jetzt?", werden verschiedene Therapien besprochen. Wir erklären medikamentöse und nicht-medikamentöse Ansätze zur Blutdruckkontrolle. Erfahren Sie mehr über Medikamentenklassen und wie eine gesunde Lebensweise helfen kann. Praktische Tipps zur, Bewegung und Stressbewältigung werden gegeben. Regelmäßige Arztbesuche und Blutdrucküberwachung sind entscheidend für langfristige Erfolge.

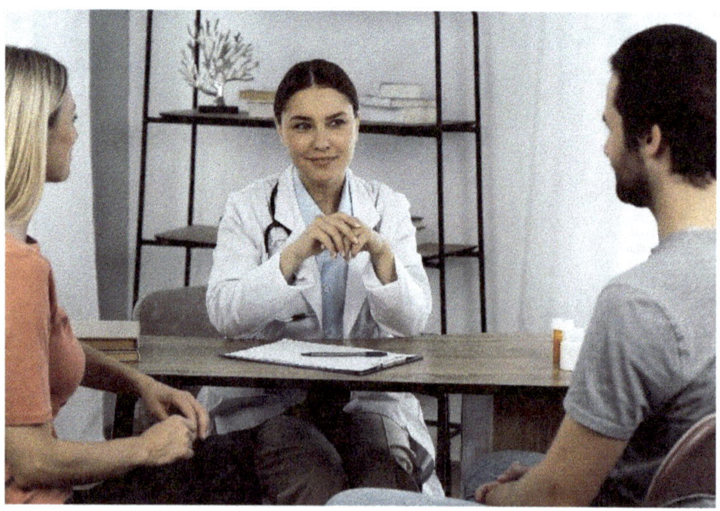

Im fünften Kapitel, "Mögliche Komplikationen und Folgen des Bluthochdrucks: Was passiert, wenn ich nichts tue?", werden die potenziellen Risiken eines unkontrollierten Bluthochdrucks und die langfristigen Auswirkungen erläutert. Es wird detailliert darauf eingegangen, wie ein unkontrollierter Bluthochdruck verschiedene Organe schädigen kann und welche Maßnahmen ergriffen werden können, um diese Risiken zu minimieren und die Gesundheit zu schützen.

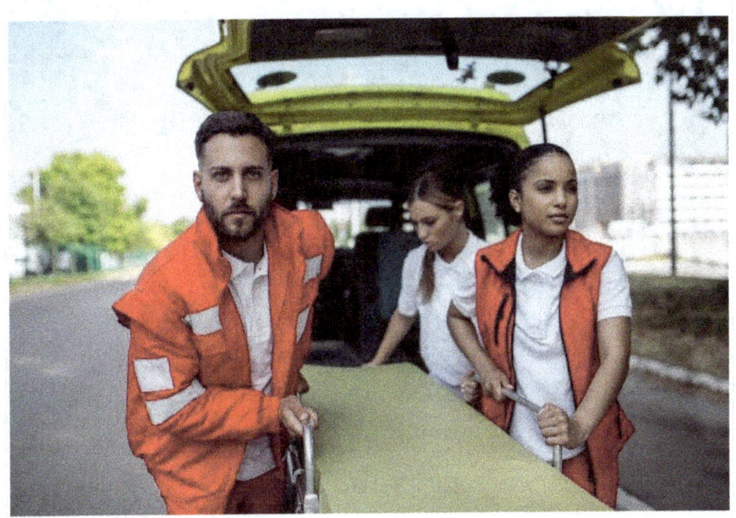

Im sechsten Kapitel, Im sechsten Kapitel, „Leben mit Bluthochdruck: Strategien für ein gesünderes Leben trotz Bluthochdruck", steht das Leben mit dieser Erkrankung im Mittelpunkt. Wir bieten Ihnen wertvolle Ratschläge und Tipps, um trotz der Diagnose ein erfülltes und glückliches Leben zu führen. Erfahren Sie, wie Sie Ihren Alltag anpassen und gesunde Gewohnheiten entwickeln können, um Ihren Blutdruck effektiv zu kontrollieren und Ihre Lebensqualität zu steigern. Es geht darum, langfristige positive Veränderungen umzusetzen, die Ihr Wohlbefinden und Ihren Lebensstil verbessern.

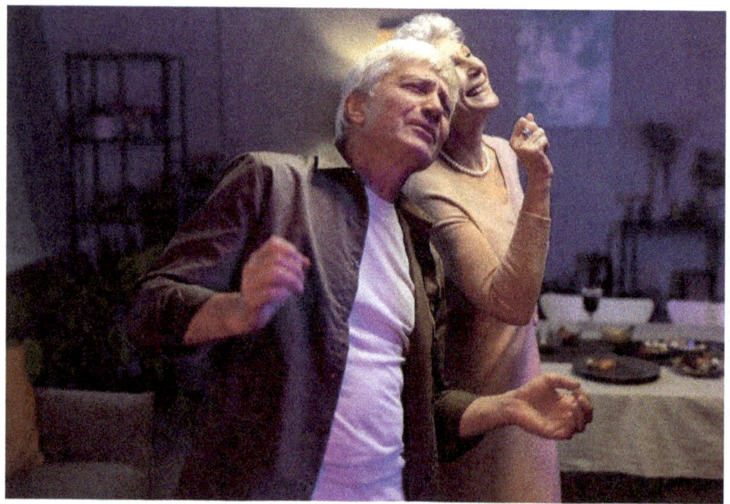

Im siebten Kapitel, „Weitere Hilfsmittel und Ressourcen: Praktische Empfehlungen für den Alltag", bieten wir Ihnen nützliche Werkzeuge und Ressourcen, um Ihren Alltag mit Bluthochdruck zu bewältigen. Erfahren Sie, wie Sie Ihren Lebensstil weiter optimieren können, um Ihre Gesundheit zu fördern. Wir teilen praktische Tipps und Informationen über zusätzliche Unterstützungsmöglichkeiten, um Ihnen bei der erfolgreichen Bewältigung Ihrer Erkrankung zu helfen.

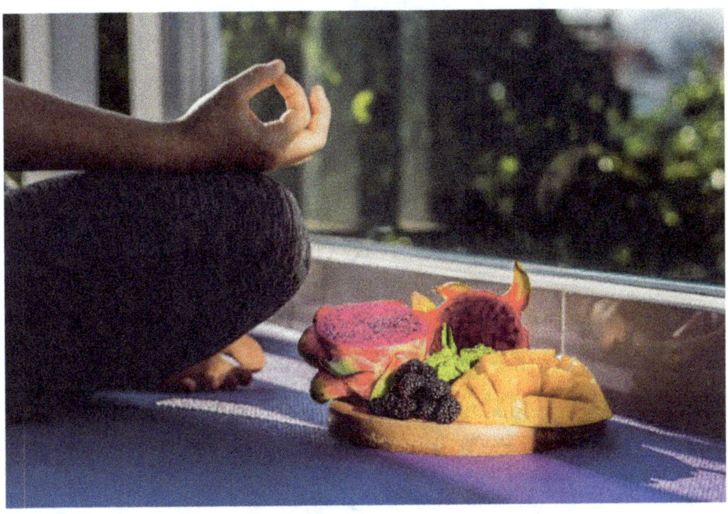

Im achten Kapitel, „Visualisierungen: Grafische Darstellungen und Tabellen für ein besseres Verständnis", präsentieren wir Ihnen anschauliche Diagramme, Grafiken und Tabellen, um komplexe medizinische Konzepte leichter zu verstehen. Diese

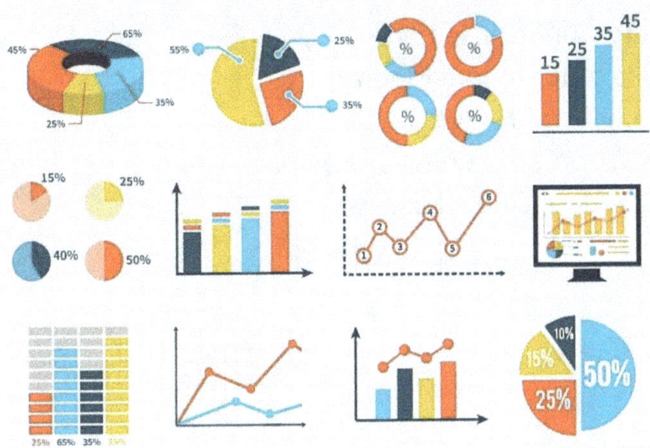

visuellen Darstellungen bieten eine übersichtliche und leicht zugängliche Möglichkeit, wichtige Informationen über Bluthochdruck und dessen Auswirkungen zu vermitteln. Tauchen Sie ein in die Welt der Visualisierungen und gewinnen Sie ein tieferes Verständnis für Ihre Gesundheit.

Ich lade Sie ein, sich von den Seiten dieses Buches inspirieren zu lassen und ermutige Sie, jede Gelegenheit zu nutzen, um Ihr Leben voller und gesünder zu gestalten. Denn informiert zu sein ist der erste Schritt zur Besserung und ein entscheidender Schritt zu einem volleren, gesünderen Leben.

Mit Zuversicht und Wissen in der Hand, gemeinsam gegen Bluthochdruck.

Doctor Ali Reza Samary,
Facharzt für Innere Medizin
Geschäftsführer (CEO) von:
Royal Content Center GmbH
Düsseldorf, 01.05.2024

Inhalt:

Auf einen Blick

Inhalt:

Detaillierte Übersicht

BLUTHOCHDRUCK
Der stille Killer!

Kapitel

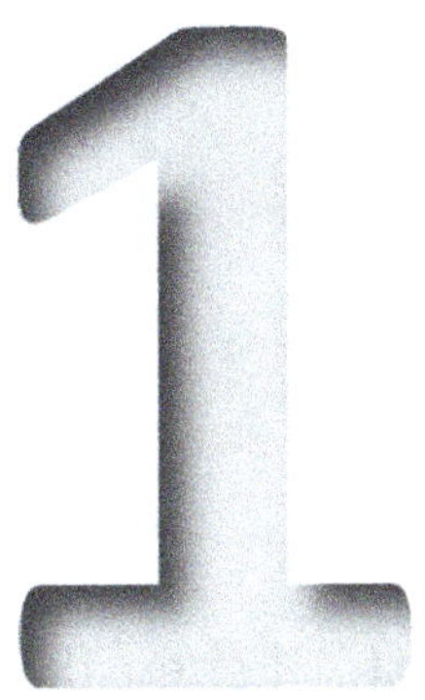

Grundlagen verstehen:
Was ist Bluthochdruck eigentlich?

1.1. Das Blut

„Blut", diese rote Lebensflüssigkeit, zirkuliert ständig durch unseren Körper und erfüllt dabei viele lebenswichtige Funktionen.

Es transportiert die Nährstoffe, die wir zu uns nehmen, zu den Zellen, die sie benötigen, und führt gleichzeitig Abfallprodukte wie Harnstoff zu den Nieren, wo sie ausgeschieden werden. Zudem versorgt das Blut unsere Zellen mit dem eingeatmeten Sauerstoff und transportiert das produzierte Kohlendioxid zu den Lungen, wo es ausgeatmet wird. Diese Rolle des Blutes lässt sich mit einem Schienentransportsystem vergleichen, in dem die Waggons, die von Lokomotiven gezogen werden, ständig Passagiere und Güter auf vorbestimmten Schienen transportieren.

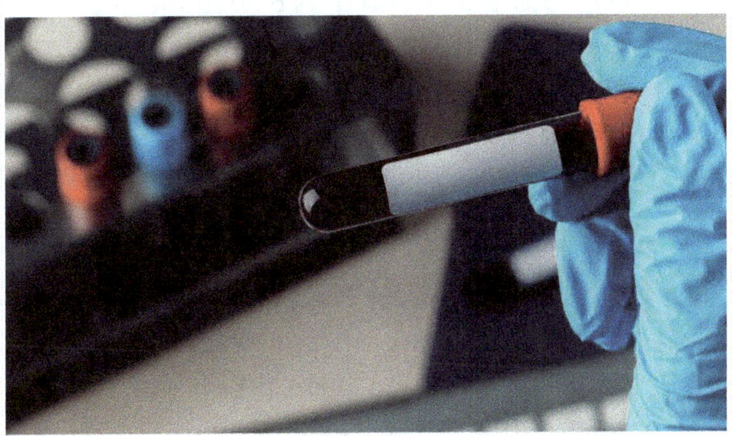

1.2. Der Blutkreislauf

Neben diesen Aufgaben erfüllt das Blut viele weitere Funktionen, die im Laufe dieses Buches und weiterer Bände dieser Reihe näher beleuchtet werden. Um seine vielfältigen Aufgaben effizient ausführen zu können, muss das Blut ständig in Bewegung gehalten werden, ein Vorgang, den wir als **„Blutkreislauf"** bezeichnen. Für diesen kontinuierlichen Kreislauf sind zwei Hauptorgane in unserem Körper verantwortlich:

- **„Das Herz"**: Das Herz ist eine muskulöse Pumpe, die von Beginn bis zum Ende unseres

Lebens ohne Unterbrechung arbeitet und die nötige Kraft für den Blutkreislauf bereitstellt. Durch das regelmäßige Schlagen des Herzens wird das Blut ständig in Bewegung gehalten. Analog dazu kann die Funktion des Herzens mit der einer Lokomotive verglichen werden, die die Energie für die Bewegung der Zugwagen liefert, welche wiederum Passagiere und Güter transportieren.

- **Die Blutgefäße**: Das Netzwerk der Blutgefäße bildet ein geschlossenes System, durch das das Blut fließt und lebenswichtige Nährstoffe sowie Sauerstoff transportiert. Diese Gefäße sind vergleichbar mit Schienen, auf denen Züge fahren; sie legen den Weg fest, den das Blut zurücklegen kann und sorgen dafür, dass es zielgerichtet und effizient fließt, wodurch die vitalen Funktionen des Körpers aufrechterhalten werden.

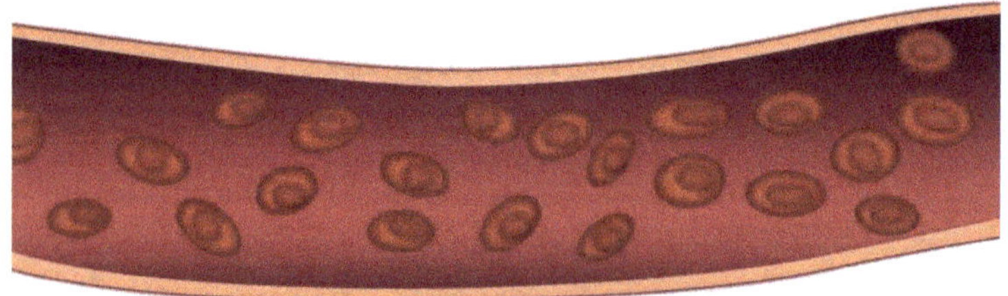

1.3. Das Herzkreislaufsystem

Das Blut, zusammen mit dem Herz und den Blutgefäßen (Arterien oder Schlagadern, Kapillaren oder Haargefäße, und Venen) bildet eines der wichtigsten Systeme unseres Körpers: das **„Herz-Kreislauf-System"**. Dieses essentielle System ist unter anderem zentral für die Versorgung aller Körperzellen mit Sauerstoff und Nährstoffen sowie für die Entsorgung von Abfallstoffen und Kohlendioxid. Aber unser Körper besteht nicht nur aus dem Herz-Kreislauf-System. Er verfügt über eine Vielzahl weiterer Systeme, die jeweils spezialisierte Aufgaben erfüllen und unsere Gesundheit und Funktionsfähigkeit sicherstellen.

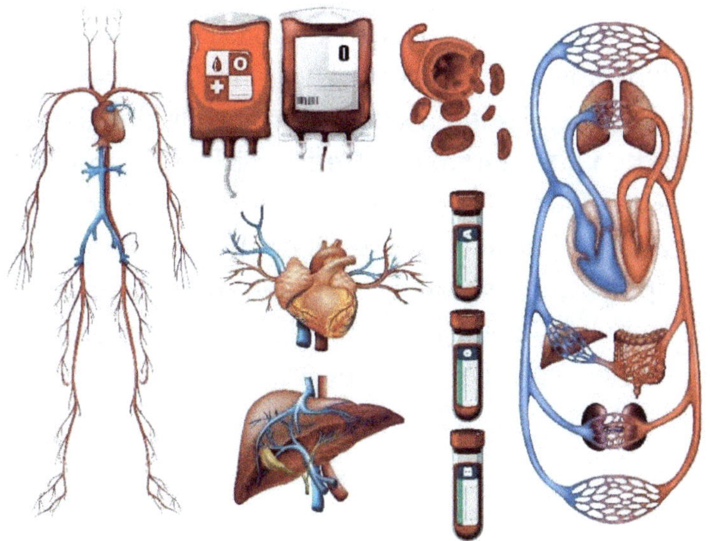

Zu diesen **„weiteren Systemen"** gehören unter anderem das Verdauungssystem, das für die Zerlegung der Nahrung und die Aufnahme von Nährstoffen verantwortlich ist; das Atmungssystem, das den Gasaustausch (Sauerstoffaufnahme und Kohlendioxid-ausstoß) regelt; das Ausscheidungssystem, das die Entfernung von Abfallprodukten überwacht; das Nervensystem, das Informationsverarbeitung und Reaktion steuert; das Hormonsystem, das chemische Botschaften zur Regulierung verschiedener Körperfunktionen sendet; das Muskelsystem, das Bewegung und Haltung ermöglicht; das Skelettsystem, das Stabilität und Schutz bietet; und das Fortpflanzungssystem, das die Fortsetzung unserer Spezies sichert.

Jedes dieser komplexen physiologischen Systeme besteht aus einem oder mehreren **„Organen"**, die eng miteinander interagieren, um spezifische Ziele zu erreichen. So besteht das Herz-Kreislauf-System, wie bereits erwähnt, aus drei Hauptkomponenten: dem Herz, dem Blut und den Gefäßen. Diese essenziellen Komponenten arbeiten synchron und koordiniert zusammen, um eine kontinuierliche Blutzirkulation zu gewährleisten, die für die Aufrechterhaltung des Lebens unerlässlich ist.

1.4. Beispiel: Wasserversorgungssystem

Stellen wir uns **„das Wasserversorgungssystem"** einer Stadt vor. Zunächst fließt das Wasser durch große Hauptrohre und wird dann durch immer kleinere Nebenrohre geleitet, bis es schließlich über feine Äste zu den einzelnen Häusern gelangt. Selbst innerhalb der Häuser verteilt sich das Wasser weiter durch noch kleinere Rohrverzweigungen in alle Bereiche des Hauses.

Um das Wasser liefern zu können, muss ein bestimmter Druck im Rohrsystem aufgebaut sein. Wenn wir einen Wasserhahn aufdrehen, ermöglicht dieser Druck, dass das Wasser aus dem Hahn fließt. Ebenso würde bei einem Rohrbruch das Wasser unter diesem Druck aus der beschädigten Stelle hervorschießen.

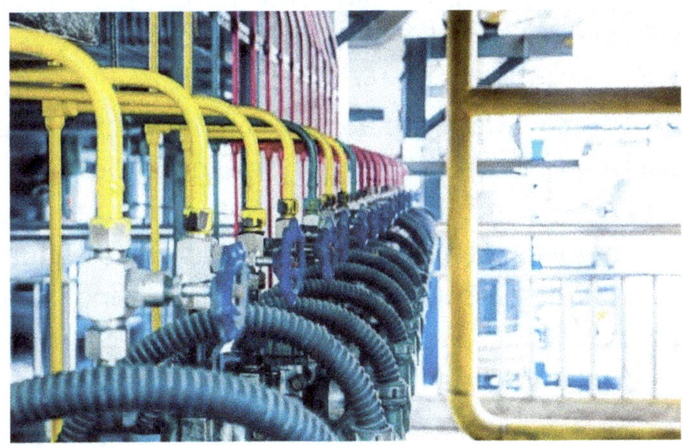

Ähnlich verhält es sich mit unserem Blutkreislauf: Das Blut, das das Herz verlässt, wird zunächst in die großen Hauptschlagadern gepumpt und von dort durch die relativ großen Arterien weiter in die einzelnen Organe unseres Körpers geleitet. Von diesen Arterien aus wird das Blut durch immer kleiner werdende Gefäße weitertransportiert. Diese verzweigen sich immer weiter und werden zu winzigen Kapillaren, die schließlich jeden Bereich der einzelnen Organe erreichen. Hier findet der Austausch von Sauerstoff und Nährstoffen mit den Zellen statt, bevor das sauerstoffarme Blut über die Venen zurück zum Herzen gelangt.

1.5. Der Blutdruck

Um das Blut kontinuierlich durch unser Gefäßsystem zu bewegen, saugt das Herz das Blut aus den Hauptvenen an und pumpt es in die Hauptschlagadern. Diese Pumpfunktion des Herzens erzeugt einen bestimmten Druck, unter dem sich das Blut durch das Gefäßsystem bewegt. Dieser notwendige Druck für die Fortbewegung des Blutes wird als "Blutdruck" bezeichnet. Ein gesunder Blutdruck ist entscheidend für die Aufrechterhaltung einer angemessenen Durchblutung und den Transport von Sauerstoff und Nährstoffen zu den Geweben und Organen unseres Körpers.

Wir können diesen Blutdruck messen, indem wir den Druck in den größeren Arterien erfassen. Üblicherweise wird die Messung am Oberarm im Bereich des Ellenbogens oder am Handgelenk durchgeführt. Diese Messungen geben uns Aufschluss darüber, wie effektiv das Herz das Blut durch das Körperkreislaufsystem pumpt und ob der Druck innerhalb gesunder Grenzen liegt.

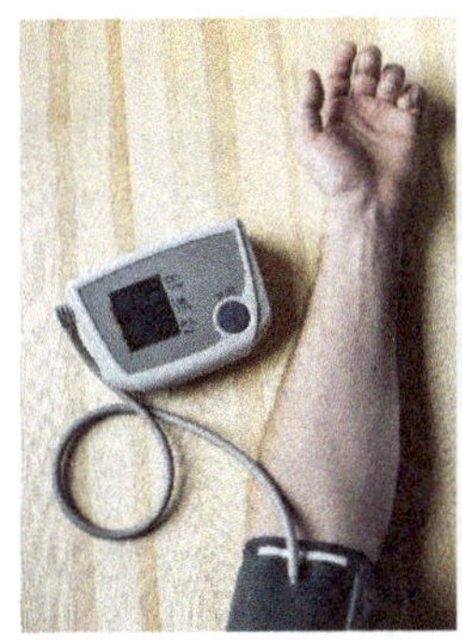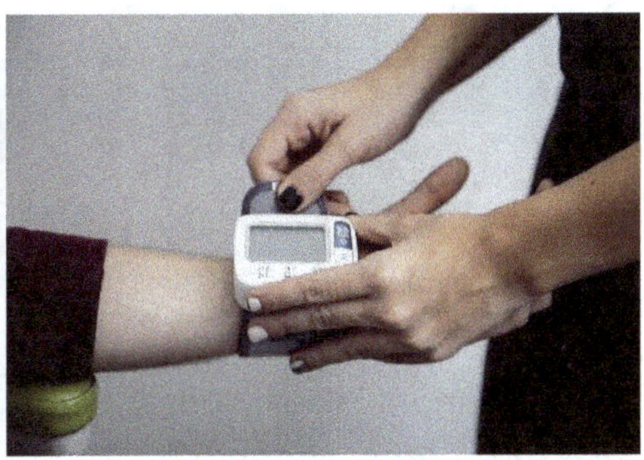

Der Blutdruck wird nicht nur durch die Pumpfunktion des Herzens bestimmt, sondern auch durch den Widerstand der Gefäße. Die Schlagadern (Arterien) weisen eine relativ dicke Muskelschicht auf, die eine bestimmte Spannung halten kann. Diese Spannung beeinflusst den inneren Durchmesser der Gefäße und damit den Widerstand gegen den Blutfluss.

Die Muskeln in den Gefäßwänden können sich unter verschiedenen Einflüssen zusammenziehen. Beispielsweise führen Stresshormone dazu, dass sich diese Muskeln kontrahieren, wodurch die Gefäßinnenräume enger werden und der Blutdruck steigt. Diese Reaktion ist ein Teil der natürlichen Anpassungsfähigkeit des Körpers, die es ihm erlaubt, auf unterschiedliche Situationen zu reagieren.

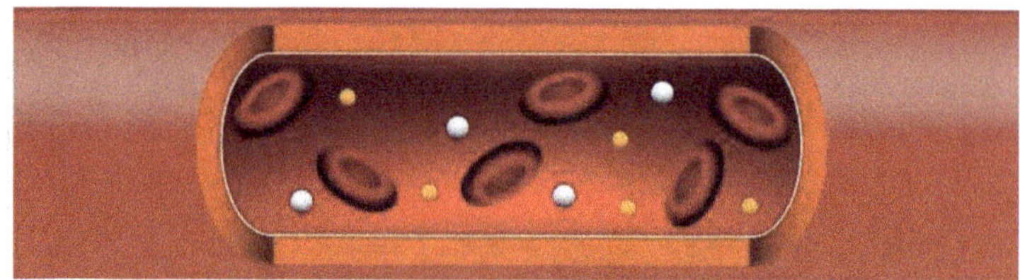

Auf der anderen Seite können diese Gefäßwandmuskeln unter dem Einfluss anderer Faktoren entspannen, was zu einer Erweiterung der Gefäßinnenräume und folglich zu einer Senkung des Blutdrucks führt. Ein bekanntes Beispiel für diesen Mechanismus ist die vasovagale Synkope, bei der der Anblick von Blut oder andere Stressfaktoren bei manchen Menschen zu einer plötzlichen Blutdrucksenkung, Kreislaufstörungen und sogar Bewusstlosigkeit führen können. Diese Reaktion ist eine Kombination aus einer Abnahme der Herzfrequenz und einer Erweiterung der Blutgefäße, was den Blutdruck dramatisch senken kann. Es ist wichtig, solche Reaktionen zu erkennen und angemessen darauf zu reagieren, um mögliche Verletzungen durch Stürze zu vermeiden.

Ein weiterer entscheidender Faktor, der den Blutdruck beeinflusst, ist die <u>Blutmenge</u>. Das Blut setzt sich aus Blutzellen, die etwa 45% des Blutvolumens ausmachen, und aus Plasma (Blutflüssigkeit), das etwa 55% des Volumens einnimmt, zusammen. Eine Erhöhung des Wasseranteils im Blut kann den Blutdruck steigen lassen. Dies kann bei einer Nierenschwäche der Fall sein, bei der die Fähigkeit der Nieren, überschüssiges Wasser auszuscheiden, beeinträchtigt ist. Auch eine übermäßige Aufnahme von Kochsalz führt dazu, dass mehr Wasser im Blut und im Körper zurückgehalten wird, was ebenfalls den Blutdruck erhöht. Durch solche Veränderungen im Blutvolumen kann der Druck in den Gefäßen ansteigen, da das zusätzliche Volumen einen höheren Druck auf die Gefäßwände ausübt.

1.6. Die Herzfrequenz (der Puls)

Das Herz schlägt in der Ruhe durchschnittlich etwa 70 bis 75 Mal pro Minute, was ungefähr einem Schlag alle 0,75 bis 0,8 Sekunden entspricht. Diesen Rhythmus können wir als unseren „Puls" fühlen. Es ist wichtig zu verstehen, dass eine „Herzfrequenz" zwischen 50 und 100 Schlägen pro Minute im Ruhezustand in der Regel als normal angesehen wird. Jedoch bedarf eine plötzliche und deutliche Änderung des Ruhepulses, wie zum Beispiel von einem gewohnten Wert von 60 Schlägen pro Minute auf plötzlich 90 Schläge pro Minute, einer ärztlichen Untersuchung. Auch wenn beide Werte auf den ersten Blick im normalen Bereich liegen, könnte die Änderung auf ein zugrunde liegendes Problem hinweisen. Es ist entscheidend, solche Abweichungen sorgfältig zu überwachen und bei Bedarf ärztlichen Rat einzuholen.

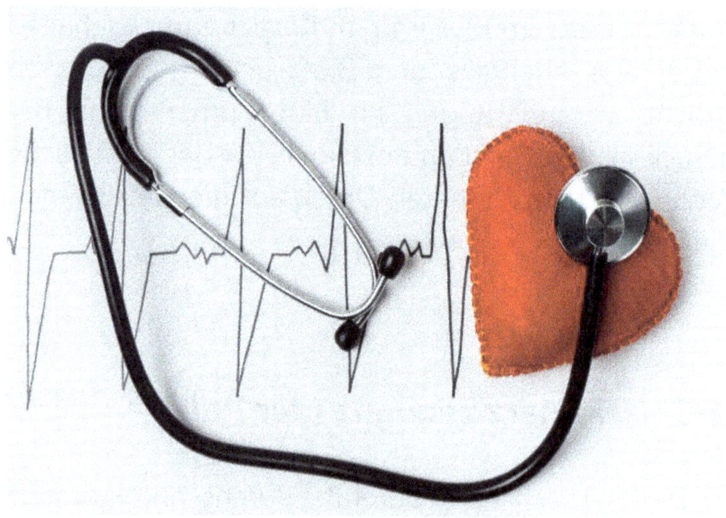

1.7. Das Herzzyklus

Jeder Herzzyklus besteht aus zwei aufeinander-folgenden Phasen, Pumpen (Systole) und Pause (Diastole):

- **Pumpen (Systole)**: In dieser Phase pumpt das Herz das in ihm gesammelte Blut in die Schlagadern. Während der Systole wird das Blut mit Kraft in die Arterien injiziert, was einen schnellen Anstieg des Blutdrucks in den Arterien verursacht. Dies erzeugt den systolischen oder höheren Blutdruck, der bei der Blutdruckmessung als erster bzw. höherer Wert angezeigt wird.

- **Pause (Diastole)**: Nach der Kontraktion entspannt sich das Herz, dehnt sich aus und nimmt Blut aus den Venen auf, um sich für den nächsten Herzschlag zu füllen. Gleichzeitig fließt das während der Systole in die Arterien gepumpte Blut weiter zu den Organen des Körpers. In dieser Phase sinkt der Blutdruck in den Arterien langsam auf einen Tiefpunkt ab, der als diastolischer oder niedrigerer Blutdruck bekannt ist und bei der Blut-druckmessung als zweiter bzw. niedrigerer Wert angezeigt wird.

1.8. Der Blutdruckmessung

Bei einer Blutdruckmessung wird der Blutdruck über den Arterien der Extremitäten gemessen. Es werden stets zwei Werte angegeben, beispielsweise 120 zu 80 mmHg (Millimeter Quecksilbersäule). Diese Werte repräsentieren den systolischen und den diastolischen Blutdruck während einer Herzpumpfunktion. Der Blutdruck wird in mmHg gemessen und dokumentiert, wobei der höhere Wert dem systolischen und der niedrigere dem diastolischen Druck entspricht.

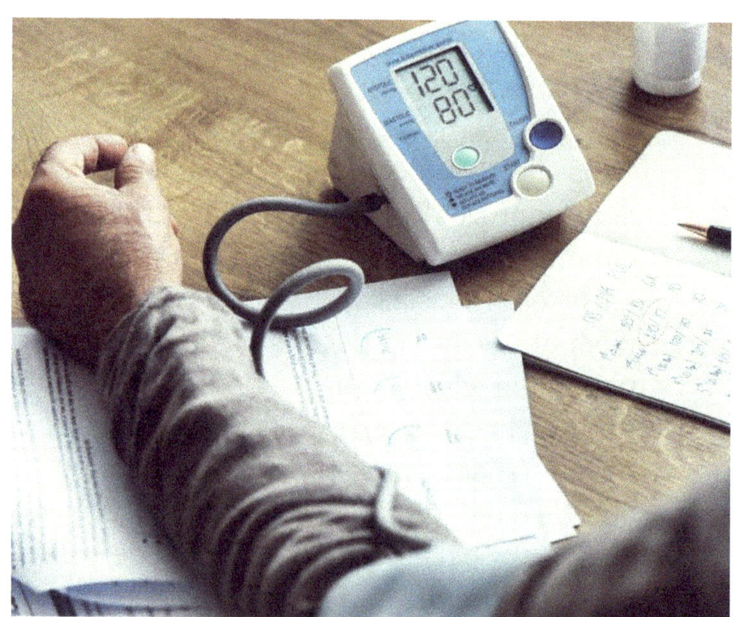

1.9. Der Normalbereich des Blutdrucks

Wir haben bereits viel über das Blut und seinen Kreislauf in unserem Körper gelernt und verstanden, was Blutdruck eigentlich bedeutet und warum es wichtig ist, dass das Blut einen bestimmten Druck aufweist. Der Blutdruck in unserem Körper wird durch ein strenges und effizientes Kontrollsystem reguliert, das darauf abzielt, den Blutdruck einerseits im Normalbereich zu halten und andererseits entsprechend den verschiedenen Aktivitäten des Körpers anzupassen. Im Folgenden beschreiben wir zwei gegensätzliche Situationen, in denen abweichende Blutdruckwerte erforderlich sind:

- **In Ruhe und im Schlaf**: Hier benötigen wir niedrigere Blutdruckwerte als normal. In diesen Phasen pumpt das Herz langsamer und schwächer, und die Gefäße erweitern sich leicht, was zu einer Senkung des Blutdrucks führt.

- **Während körperlicher Aktivität, wie beim Sport**: Hier sind höhere Blutdruckwerte erforderlich. In diesen Fällen pumpt das Herz schneller und kräftiger, und die Gefäße verengen sich, was den Blutdruck erhöht.

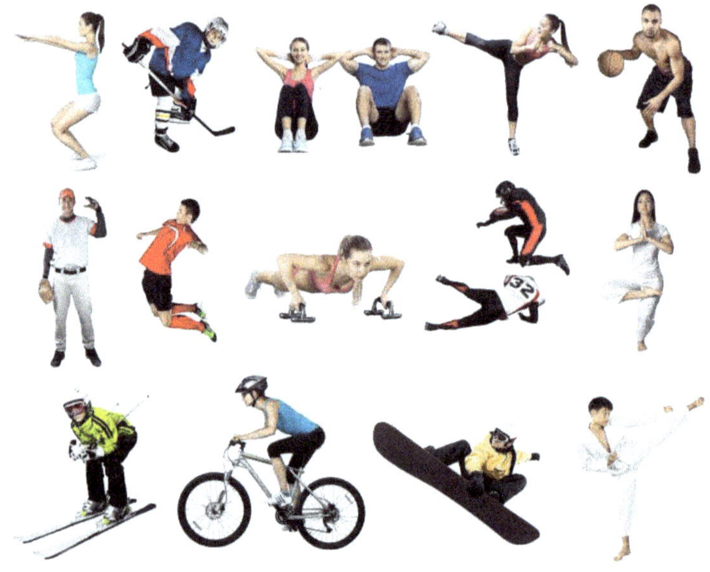

Wie wir sehen können, unterliegt der Blutdruck einer strengen und komplexen Kontrolle, die den Blutdruck in Ruhephasen im Normalbereich hält und ihn an die Aktivitäten und Bedürfnisse unseres Körpers anpasst. Jedoch hat dieses Kontrollsystem, wie jedes System unseres Körpers, seine Grenzen und kann nicht immer den Blutdruck im optimalen Bereich halten. In manchen Fällen kann der Blutdruck gelegentlich zu niedrig werden, was bei älteren Menschen zu Kreislaufproblemen und sogar zu Kollaps und Stürzt führen kann. Andererseits kann der Blutdruck gelegentlich oder sogar dauerhaft zu hoch sein, was als die bekannte und weit verbreitete Krankheit **"Bluthochdruck"** bezeichnet wird.

Ein **optimaler Blutdruck** in Ruhe liegt bei Erwachsenen systolisch unter 120 mmHg und diastolisch unter 80 mmHg. Ein zwar nicht optimaler, aber noch ganz **normaler Blutdruck** in Ruhe liegt systolisch zwischen 120 und 129 mmHg und diastolisch zwischen 80 und 84 mmHg. Blutdruckwerte in Ruhe bis höchstens 129/84 mmHg sind somit als normal anzusehen. Höhere Werte bis 139/89 mmHg werden zwar als **leicht erhöhter Blutdruck** bezeichnet, aber noch nicht als Bluthochdruck kategorisiert (Siehe Tabelle 3.2.)

Diese Werte beziehen sich auf den systolischen Druck (oberer Wert), der entsteht, wenn das Herz Blut in die Arterien pumpt, und den diastolischen Druck (unterer Wert), der während der Entspannungsphase des Herzens gemessen wird (Siehe Abschnitt 1.7).

Bei körperlicher Aktivität steigt der Blutdruck normalerweise an, um den erhöhten Sauerstoff- und Nährstoffbedarf der Muskeln zu decken. Dieser Anstieg ist eine normale und gesunde Reaktion des Körpers und sollte nicht als Bluthochdruck interpretiert werden. Nach Beendigung der Aktivität sollte der Blutdruck jedoch wieder in den Normbereich zurückkehren. Nur die erhöhten Blutdruckwerte in Ruhe, wie ich in Kapitel 3 ausführlich erklären werde, können ein Zeichen für Bluthochdruck sein.

1.10. Der „Bluthochdruck" (Hypertonie)

Jetzt haben wir genügend Informationen gesammelt, um ein klares Bild über Bluthochdruck zu erhalten. Wir haben bereits verstanden:

- Welche Hauptrolle das Blut in unserem Körper spielt,
- Warum es kontinuierlich zirkulieren muss,
- Welchen Beitrag das Herz mit seiner Pumpfunktion leistet,
- Welchen Beitrag die Blutgefäße leisten,
- Welche Arten von Blutgefäßen es gibt,
- Was das "Herzkreislaufsystem" ist,
- Warum das Blut einen bestimmten Druck aufweisen muss,
- Wie der Blutdruck gemessen wird,
- Was die systolischen und diastolischen Werte bedeuten,
- Wie die systolischen und diastolischen Werte entstehen,
- Warum ein inneres Kontrollsystem für den Blutdruck notwendig ist, und
- Welche Probleme auftreten können, wenn dieses System versagt, sei es durch zu niedrigen oder zu hohen Blutdruck.

In diesem letzten Teil des ersten Kapitels und in den weiteren Kapiteln dieses Buches widmen wir uns dem Thema des zu hohen Blutdrucks, bekannt als **"Hypertonie (Bluthochdruck)"**.

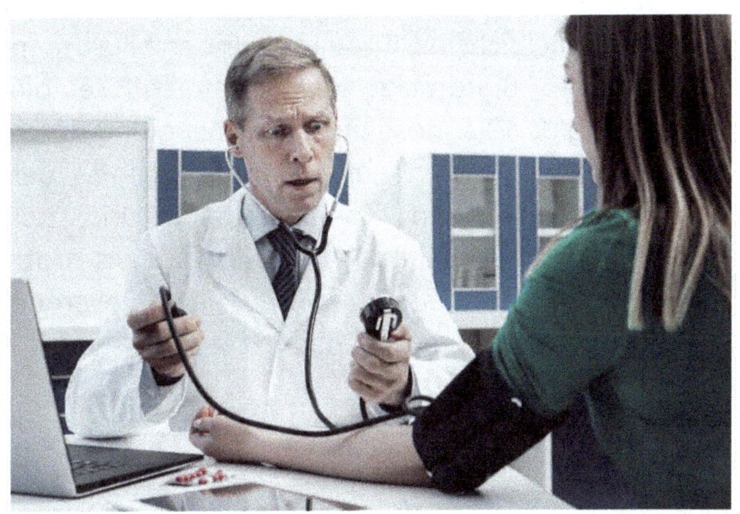

Über die Probleme, die durch zu niedrigen Blutdruck (**"Hypotonie"**) entstehen können, insbesondere im höheren Alter, und die vielen Schwierigkeiten, die Senioren dadurch tagtäglich erleben, werden wir ausführlich in einem anderen Band dieser Buchreihe sprechen.

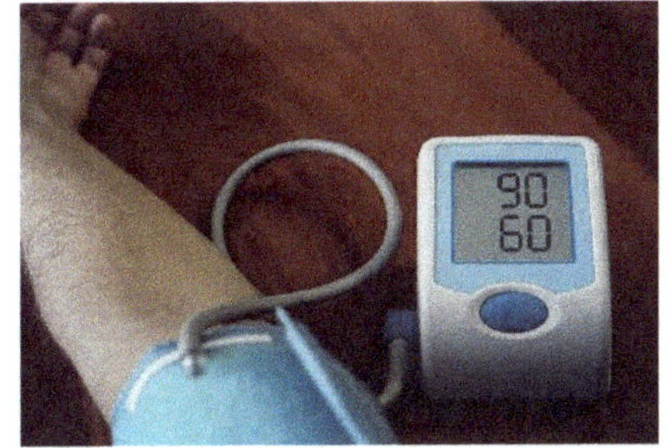

Mit allem, was wir bisher gelernt haben, sind wir jetzt bereit, die Bedeutung des Bluthochdrucks sowie ihre Entstehung und Risikofaktoren problemlos zu verstehen. Außerdem sind wir bestens vorbereitet, die Inhalte der weiteren Kapitel dieses Buches zu verstehen, die sich mit Themen wie der häuslichen Kontrolle des Blutdrucks, der Selbstdiagnose, die Bestätigung der Diagnose und die Behandlung durch den Hausarzt, den Therapiemöglichkeiten, der Verlaufskontrolle, den Komplikationen und der Möglichkeit eines nahezu normalen Lebens trotz dieser Krankheit befassen. Diese Themen werden einfach, aber tiefgreifend behandelt.

Bluthochdruck (Hypertonie) bedeutet also eine Erhöhung des Blutdrucks über den normalen Bereich hinaus. Dies bedeutet, dass:

- die systolischen, die diastolischen oder beide Blutdruckwerte,
- ab und zu oder durchgehend,
- leicht, mittelmäßig oder deutlich,

über dem Normalwert liegen. Bei der Definition von Bluthochdruck sollten wir verschiedene wichtige Aspekte berücksichtigen:

1. Bluthochdruck kann rein systolisch, rein diastolisch oder eine Kombination aus beidem sein.

2. Bluthochdruck kann minimal, leicht, mittel-schwer oder schwer sein.

3. Bluthochdruck kann intermittierend auftreten und sich nur gelegentlich zeigen.

4. Bluthochdruck kann sich in seltenen Fällen als deutliche Anstiege des Blutdrucks (Hypertonie-Entgleisungen oder -Krisen), bei ansonsten fast durchgehend normalen Blut-druckwerten manifestieren.

5. Bluthochdruck kann eine Kombination aus durchgehend leichter bis schwerer Hyper-tonie, mit gelegentlichen Anfällen von sehr hohen Blutdruckwerten (Hypertonie-Entgleisungen oder -Krisen) sein.

Blutdruckwerte von 140/90 mmHg oder höher in der Ruhe werden als Bluthochdruck bezeichnet. Diese Werte deuten darauf hin, dass das Herz härter arbeiten muss, um das Blut durch die Arterien zu pumpen, was das Risiko für Herzkrankheiten und Schlaganfälle erhöht. Es ist wichtig zu verstehen, dass Bluthochdruck oft symptomlos ist, weshalb regelmäßige Messungen entscheidend sind, um die Krankheit frühzeitig zu erkennen.

In Kapitel 3 dieses Buches werden wir ausführlich über die verschiedenen Stufen des Bluthochdrucks sprechen und Ihnen helfen, Ihre individuellen

Blutdruckwerte besser einzuordnen. Dort werden wir die Kategorien von Bluthochdruck und deren spezifische Messwerte detailliert besprechen, um Ihnen ein umfassendes Verständnis zu ermöglichen.

Wie Sie sehen können, hat Bluthochdruck viele Gesichter, was die Diagnose nicht einfach macht. Es kann vorkommen, dass bei einem Arztbesuch ein normaler Blutdruckwert gemessen wird, obwohl der Patient tatsächlich unter Bluthochdruck leidet. Umgekehrt kann es sein, dass bei einem Patienten ohne Bluthochdruck eine einmalige Messung beim Arztbesuch erhöhte Werte zeigt.

1.11. Abschlusswort

Im ersten Kapitel haben wir die Grundlagen des Bluthochdrucks ausführlich behandelt. Wir haben gelernt, wie das Herz-Kreislaufsystem funktioniert und warum der Blutdruck eine entscheidende Rolle für unsere Gesundheit spielt. Dabei haben wir den Vergleich mit dem Wasserleitungssystem einer Stadt gezogen, um zu veranschaulichen, wie der Blutdruck aufrechterhalten wird und welche Auswirkungen eine Druckerhöhung haben kann.

Wir haben die Mechanismen des Blutdrucks, einschließlich der Herzpumpfunktion und des Gefäßwiederstands, sowie die Faktoren, die den Blutdruck beeinflussen, beleuchtet. Dieses Verständnis bildet die Basis für alles Weitere, was wir über Bluthochdruck lernen werden. Es ist wichtig zu wissen, was Bluthochdruck ist, um seine Ursachen und die Risikofaktoren besser zu verstehen.

Nun sind Sie bereit, tiefer in die Thematik einzutauchen und die Ursachen und Risikofaktoren des Bluthochdrucks zu erforschen. Im nächsten Kapitel werden wir uns intensiv mit diesen Faktoren auseinandersetzen, um Ihnen zu zeigen, wie Sie Ihr Risiko für die Entwicklung von Bluthochdruck einschätzen und reduzieren können.

Im zweiten Kapitel „Ursachen und Risikofaktoren des Bluthochdrucks" werden wir die verschiedenen Ursachen und Risikofaktoren detailliert untersuchen. Sie werden lernen, welche Faktoren Sie beeinflussen können und welche nicht. Mit diesem Wissen sind Sie besser vorbereitet, um präventive Maßnahmen zu ergreifen und Ihre Gesundheit aktiv zu fördern. Bleiben Sie dran, um mehr über die Hintergründe dieser weitverbreiteten Krankheit zu erfahren und wie Sie sich dagegen schützen können.

BLUTHOCHDRUCK
Der stille Killer!

Kapitel

2

Ursachen und Risikofaktoren:

Woher kommt der Bluthochdruck?

Wie wir schon im ersten Kapitel gesehen haben, ist Bluthochdruck, auch Hypertonie genannt, ein weltweit verbreitetes Gesundheitsproblem. Um die Ursachen von Bluthochdruck besser zu verstehen, ist es hilfreich, ihn in zwei Hauptkategorien einzuteilen: primären und sekundären Bluthochdruck.

2.1. Primärer Bluthochdruck (Essentielle Hypertonie)

Etwa 90-95% aller Bluthochdruckfälle sind primärer Bluthochdruck. Dieser hat keine direkt feststellbare medizinische Ursache. Die genauen

Gründe, warum Menschen primären Bluthochdruck entwickeln, sind nicht vollständig bekannt. Es wird jedoch vermutet, dass eine Kombination aus genetischen Faktoren und Lebensstilentscheidungen wie Ernährung, Bewegung, Körpergewicht und Stressbewältigung eine Rolle spielt. Primärer Bluthochdruck wird häufiger, je älter Menschen werden. Da bei dieser Form des Bluthochdrucks keine direkte Ursache gefunden werden kann, behandeln Ärzte die Symptome mit verschiedenen nicht-medikamentösen und medikamentösen Methoden.

2.2. Sekundärer Bluthochdruck

Sekundärer Bluthochdruck, der etwa 5-10% der Fälle ausmacht, hat spezifische und erkennbare Ursachen. Zu diesen Ursachen zählen seltene unter anderem Nierenerkrankungen, Gefäßerkrankungen, Hormonstörungen, Nebenwirkungen bestimmter Medikamente und manchmal angeborene Herzfehler. Wenn bei einem Patienten eine dieser Ursachen festgestellt wird, kann die Behandlung dieser Grunderkrankung oft den Bluthochdruck deutlich verbessern oder sogar heilen.

Wie Sie sehen, ist die Ursache von über 90% der Bluthochdruckfälle nicht klar identifizierbar. Dennoch gibt es deutliche Hinweise darauf, dass das Auftreten von Bluthochdruck mit einer Reihe bekannter Risikofaktoren zusammenhängt. Menschen mit vielen Risikofaktoren sind häufiger betroffen.

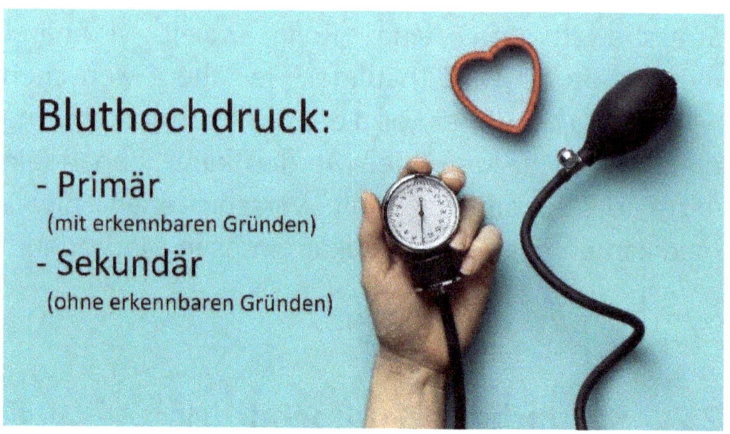

2.3. Risikofaktoren für Bluthochdruck

Das Verständnis der Risikofaktoren für Bluthochdruck ist entscheidend, um wirksame Präventions- und Behandlungsstrategien zu entwickeln. Hier ist eine Liste der bekanntesten Risikofaktoren:

- **Genetische Veranlagung**: Eine familiäre Häufung von Bluthochdruck ist häufig und erhöht das Risiko, selbst daran zu erkranken.
- **Höheres Alter**: Das Risiko für Bluthochdruck steigt mit dem Alter an.

- **Geschlecht**: Männer sind in jüngerem Alter häufiger betroffen, aber nach der Menopause steigt das Risiko bei Frauen.
- **Ernährung**: Eine Ernährung, die reich an Salz (Natrium), und allgemein unausgewogen ist, kann das Risiko für Bluthochdruck erhöhen.
- **Übergewicht und Adipositas**: Ein höherer Körpergewichtsindex (BMI) ist mit einem erhöhten Risiko für Bluthochdruck verbunden.
- **Bewegungsmangel**: Inaktivität trägt zur Gewichtszunahme und zu höheren Blutdruckwerten bei.
- **Alkohol- und Tabakkonsum**: Regelmäßiger Konsum kann den Blutdruck erhöhen.
- **Stress**: Langfristiger Stress kann zu chronisch erhöhten Blutdruckwerten führen.
- **Chronische Erkrankungen**: Zustände wie Diabetes, Nierenerkrankungen und hoher Cholesterinspiegel sind mit einem höheren Risiko für Bluthochdruck verbunden.
- **Schlafprobleme**: Störungen wie Schlafapnoe können Bluthochdruck verursachen.

Die Risikofaktoren können grob in zwei Kategorien unterteilt werden:

- **Nicht beeinflussbare Risikofaktoren:** Einige Determinanten für Bluthochdruck liegen außerhalb unserer Kontrolle. Dazu gehören die erste drei genannten Risikofaktoren, also:

- Genetische Veranlagung
- Höheres Alter
- Geschlecht

Diese Faktoren sind unveränderlich, aber das Wissen um ihre Existenz kann helfen, das wahrscheinliche Risiko bei einzelnen Personen zu schätzen und die Früherkennungsstrategien zu verbessern und die betroffenen Personen früher zu identifizieren.

Alter	Frauen (%)	Männer (%)
18-29	2	8
30-39	5	12
40-49	17	27
50-59	34	42
60-69	62	58
70-79	74	72

Mit fortschreitendem Lebensalter steigt die Wahrscheinlichkeit, an Bluthochdruck zu erkranken, deutlich an. Tatsächlich sind ca. 60% der Menschen über 60 Jahren, und über 70% der Menschen über 70 Jahre von Bluthochdruck betroffen.

- Beeinflussbare Risikofaktoren: Glücklicherweise können viele Risikofaktoren für Bluthochdruck durch Änderungen des Lebensstils und medizinische Maßnahmen positiv beeinflusst werden. Dazu zählen alle Risikofaktoren, die ich auf der vorherigen Seite aufgeführt habe, mit Ausnahme der ersten drei.

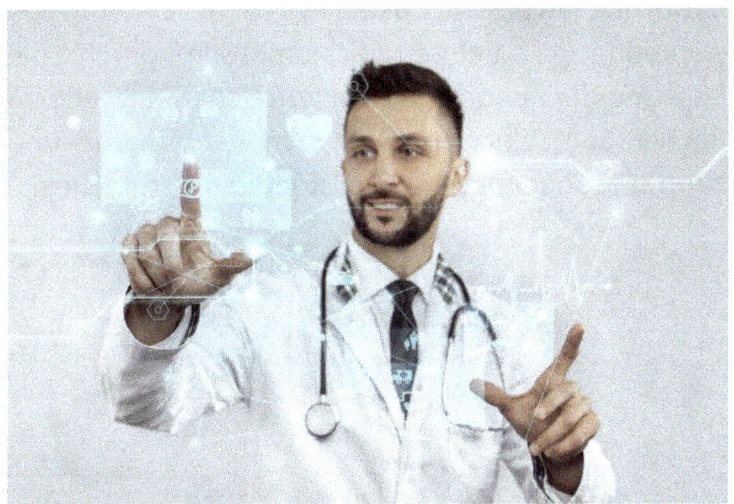

Durch gezielte Aufmerksamkeit, Disziplin und Kontrolle lassen sich beeinflussbare Risikofaktoren für Bluthochdruck deutlich reduzieren. Indem wir Veränderungen im Lebensstil wie eine gesunde Ernährung, regelmäßige Bewegung und das Meiden von Tabak und übermäßigem Alkoholkonsum konsequent umsetzen, können wir die Entstehung von Bluthochdruck vorbeugen oder dessen Verlauf positiv beeinflussen.

2.4. Eine besondere Situation: „Schlafapnoe-Syndrom"

Manche Frauen und Männer, die üblicherweise übergewichtig sind und nachts laut schnarchen, leiden unter einem sogenannten **„Schlafapnoe-Syndrom"**. In diesem Zustand werden die Atemwege während der tieferen Schlafphasen durch die Senkung der Zunge und dem fettreichem Gewebe im Rachenraum blockiert. Dies stört die Atmung und kann sie sogar kurzzeitig vollständig unterbrechen.

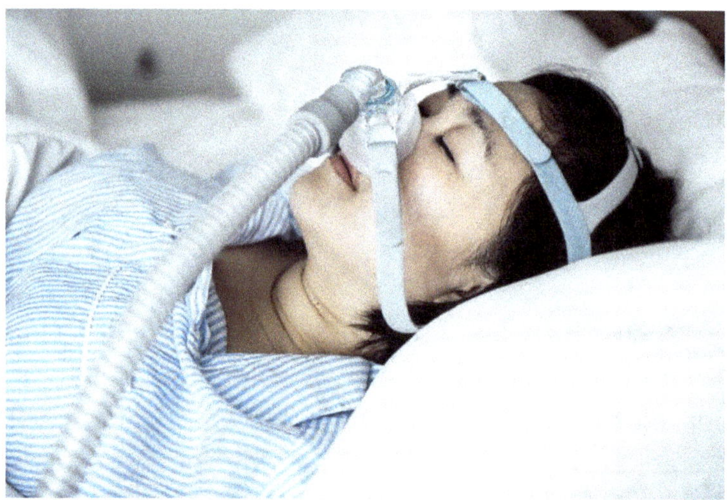

Die daraus resultierende Stresssituation im Körper führt zur Freisetzung des Stresshormons **„Adrenalin"**, welches die Betroffenen aus der tiefen

Schlafphase herauszieht. Obwohl sie nicht vollständig erwachen, wird ihr tiefer Schlaf unterbrochen und insgesamt können sie sich nachts deutlich weniger erholen.

Zudem erhöht Adrenalin, wie in anderen Stresssituationen auch, die Herzaktivität und verengt die Blutgefäße, was den Blutdruck steigert. Diese Ereignisse wiederholen sich mehrmals pro Nacht und führen zu einem dauerhaft hohen Stressniveau für Herz und Gefäße, was langfristig den Blutdruck erhöhen kann. Der gestörte Schlaf führt außerdem zu Tagesmüdigkeit, was Bewegungsmangel fördern kann, der wiederum ein weiterer Risikofaktor für Bluthochdruck ist. Darüber hinaus kann anhaltender Schlafmangel das hormonelle Gleichgewicht stören, was den Blutdruck zusätzlich negativ beeinflussen kann.

2.5. Die zentrale Rolle des Übergewichts

Übergewicht ist ein zentraler Faktor bei der Entstehung mehrerer schwerwiegender gesundheitlicher Probleme, einschließlich des sogenannten **"metabolischen Syndroms"**.

Dieses Syndrom entwickelt sich, wenn verschiedene metabolische Störungen zusammenwirken und sich gegenseitig verstärken. Übergewicht spielt dabei als Hauptursache für gesundheitliche Probleme wie Schlafapnoe-Syndrom und Diabetes Typ 2 eine entscheidende Rolle.

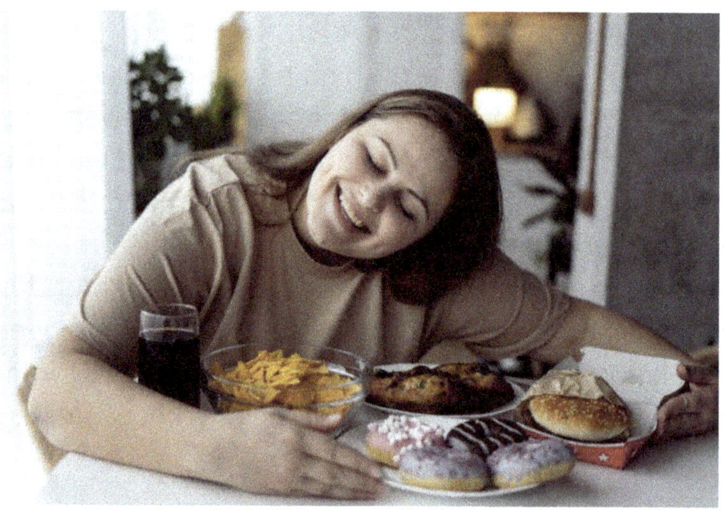

Einerseits führt Übergewicht oft zu einer Zunahme von Fettgewebe im Hals- und Rachenbereich, was zu Atmungsproblemen im tiefen Schlaf und schlussendlich zum Schlafapnoe-Syndrom führen kann, wie bereits erläutert. Andererseits führt die erhöhte Fettgewebe des Körpers zu einem gesteigerten Insulinbedarf, da mehr Insulin benötigt wird, um den Blutzuckerspiegel für die größere Körpermaße zu regulieren. Diese anhaltende

Überlastung kann dazu führen, dass die insulinproduzierenden Zellen der Bauchspeicheldrüse ermüden und weniger effizient arbeiten. Im Laufe der Zeit und mit zunehmendem Körpergewicht können die insulinproduzierenden Zellen der Bauchspeicheldrüse nicht mehr genügend Insulin produzieren, um den erhöhten Bedarf des Körpers zu decken. Dieser relative Insulinmangel führt zu **„Diabetes Typ 2"**, der häufigsten Form der Zuckerkrankheit, die durch hohe Blutzuckerwerte gekennzeichnet ist.

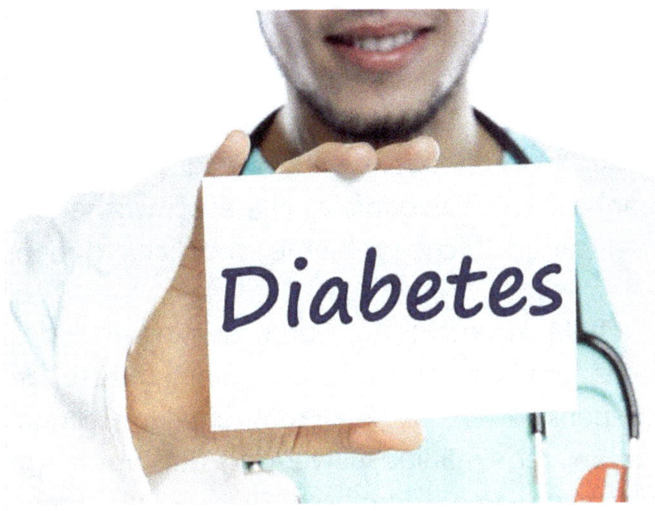

Wenn im Folge der Gewichtszunahme sich Schlafapnoe sowie Diabetes Typ 2 entwickeln, steigt nicht nur das Risiko für Bluthochdruck, sondern auch für weitere gesundheitliche Schäden, insbesondere für Verkalkungen der Herzkranzarterien, die das Herz mit Sauerstoff und Nährstoffen versorgen, und die Gefäßschäden im Gehirn und in den Nieren.

Das metabolische Syndrom selbst setzt sich aus einem Komplex verschiedener metabolischer Störungen und Regulationsprobleme des Körpers zusammen, vor allem erhöhte Stresshormone, erhöhte Blutzucker-werte, erhöhter Blutdruck, abnormal hohe Cholesterin- oder Triglycerid-Werte, und zunehmende Gefäßschaden.

Die Kombination dieser Zustände kann zur Entstehung und Verschlechterung verschiedener Organkrankheiten führen, insbesondere von Herz-, Gehirn- und Nierenkrankheiten, die das Risiko für Herzkrankheiten, Schlaganfälle, Nierenschwäche und andere gesundheitliche Probleme erheblich erhöhen.

Die effektive Prävention und Behandlung des metabolischen Syndroms erfordern eine umfassende Herangehensweise, die Ernährungsumstellung, Medikation, regelmäßige Bewegung und vor allem Gewichtsmanagement umfasst. Diese Maßnahmen sind entscheidend, um die zugrunde liegenden Ursachen des Syndroms anzugehen und langfristige gesundheitliche Verbesserungen zu erzielen.

2.6. Beeinflussbare Risikofaktoren managen

Ein effektives Management der beeinflussbaren Risikofaktoren für Bluthochdruck kann nicht nur die Wahrscheinlichkeit der Entstehung der Erkrankung erheblich senken, sondern auch bei bereits diagnostiziertem Bluthochdruck den Schweregrad der Erkrankung reduzieren und den Verlauf positiv beeinflussen. Nicht-medikamentöse Maßnahmen haben dabei höhere Priorität als die medikamentöse Therapie. Erst wenn diese Maßnahmen nicht ausreichend sind, sollte eine medikamentöse Therapie als Ergänzung verwendet werden. Selbst bei Patienten, die bereits Bluthochdruck haben und unter medikamentöser Therapie stehen, können diese nicht-medikamentösen Maßnahmen zu einem geringeren Bedarf an Medikamenten führen.

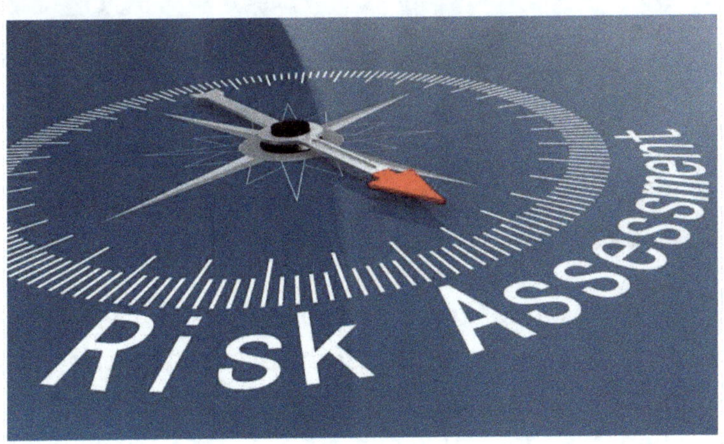

Zwei der wichtigsten Bereiche, in denen individuelle Maßnahmen besonders wirkungsvoll sind, sind Ernährung und Gewichtsmanagement. Eine ausgewogene Ernährung, die arm an Salz und reich an nährstoffreichen Lebensmitteln wie Obst, Gemüse, Vollkornprodukten und fettarmen Proteinen ist, spielt eine entscheidende Rolle bei der Prävention und Kontrolle von Bluthochdruck. Die Reduzierung der Salzaufnahme kann den Blutdruck signifikant senken, da Salz dazu neigt, im Körper Wasser zurückzuhalten, was das Blutvolumen erhöht und den Druck auf die Blutgefäßwände verstärkt.

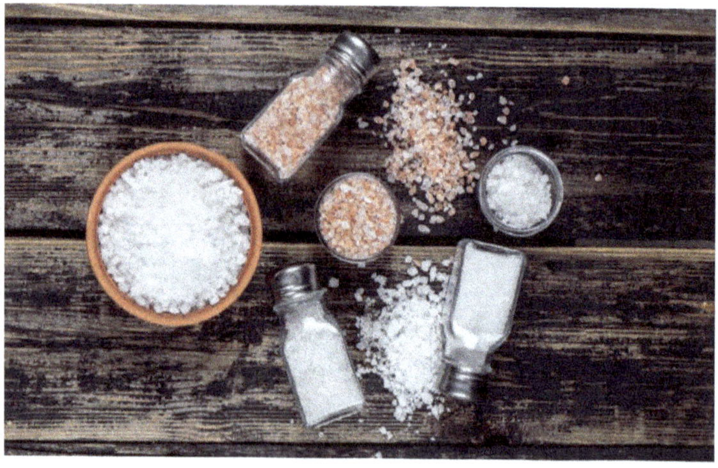

Eine gesunde Ernährung bezieht sich nicht nur darauf, **was** wir essen, sondern auch darauf, **wie viel** wir essen. Selbst gesunde Lebensmittel können in zu großen Mengen zu einer erhöhten Kalorienzufuhr führen, die weit über unseren Bedarf hinausgeht und somit Gewichtszunahme und Adipositas verursachen kann. Daher ist neben der Auswahl der Nahrungsmittel auch die Menge, die wir zu uns nehmen, von großer Bedeutung.

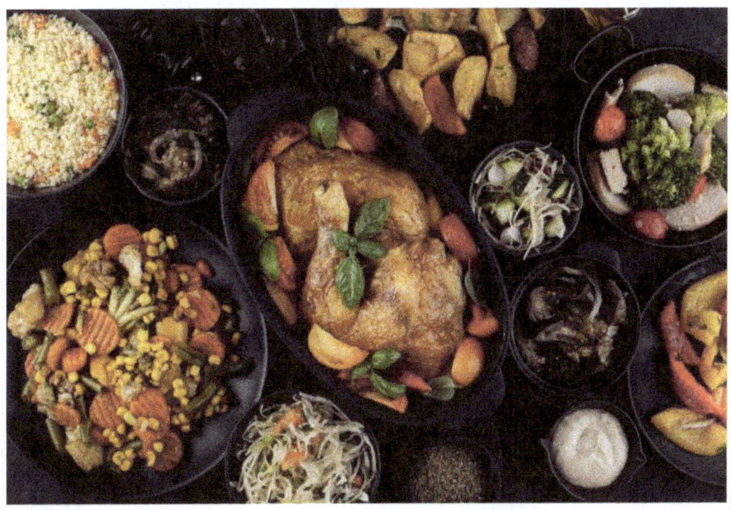

Zusammen mit einer gesunden und ausgewogenen Ernährung ist die Gewichtskontrolle ein weiterer entscheidender und wichtiger Faktor. Wie bereits erläutert, sind Übergewicht und Adipositas stark mit einem erhöhten Risiko für Bluthochdruck und damit verbundenen Komplikationen verbunden. Schon eine moderate Gewichtsabnahme kann den Blutdruck senken und das Risiko für Herz-Kreislauf-Erkrankungen sowie andere gesundheitliche Probleme deutlich verringern.

Ein weiterer wichtiger Aspekt ist regelmäßige körperliche Aktivität. Sie unterstützt nicht nur beim Gewichtsverlust, sondern stärkt auch das Herz und verbessert die Effizienz der Blutzirkulation im gesamten Körper. Darüber hinaus trägt sie zur Verbesserung der allgemeinen Fitness bei, erhöht die Muskelmasse und verbessert die Flexibilität und Beweglichkeit. Regelmäßige Bewegung kann auch dazu beitragen, das Risiko von chronischen Krankheiten wie Diabetes, Bluthochdruck und bestimmten Krebsarten zu reduzieren. Sie fördert das psychische Wohlbefinden, hilft Stress abzubauen und kann sogar die Stimmung und das Selbstbewusstsein verbessern. Regelmäßige körperliche Aktivität ist also essenziell für eine ganzheitliche Gesundheit.

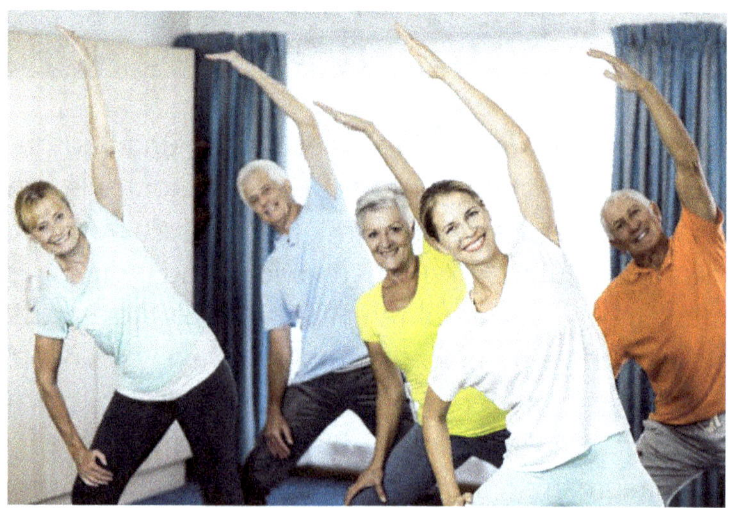

Stress ist ein beeinflussbarer Risikofaktor, dessen Bedeutung oft unterschätzt wird. Langfristiger Stress führt zur Ausschüttung von Adrenalin und Cortisol, was den Blutdruck erhöhen kann. Techniken zur Stressbewältigung wie tiefe Atemübungen, Yoga Meditation, regelmäßige Pausen während des Arbeitstages und entspannende Hobbys, sowie das Vermeiden von stressauslösenden Situationen (und Personen), können dazu beitragen, den Stresspegel zu senken und somit den Blutdruck zu regulieren.

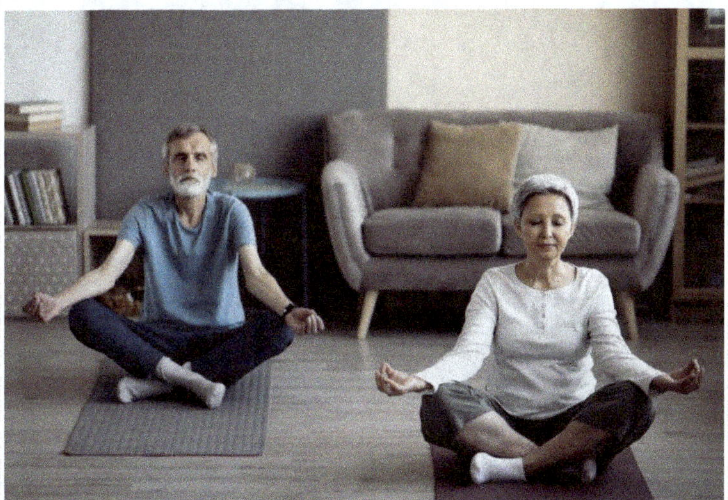

Der Konsum von Alkohol und Tabak wirkt sich ebenfalls direkt auf den Blutdruck aus. Zwar kann Alkohol in kleinen Mengen möglicherweise herzschützende Effekte haben, doch übermäßiger Konsum führt zur Erhöhung des Blutdrucks und schädigt die Blutgefäßwände. Rauchen hingegen führt nicht nur zu verschiedenen Lungen- und Herzkrankheiten, sondern auch zur Verengung der Blutgefäße und damit zu einer unmittelbaren Erhöhung des Blutdrucks. Deshalb die vollständige Beendigung des Tabakkonsums sowie ein mäßiger oder gar kein Alkoholkonsum sind wichtige Schritte zur Senkung des Risikos für Bluthochdruck.

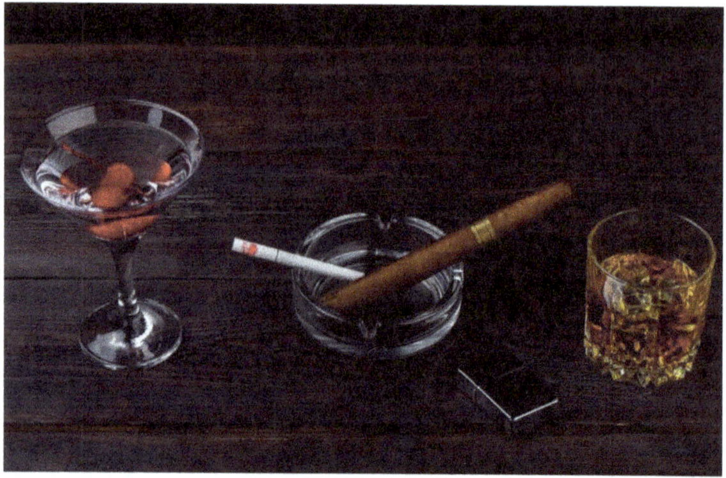

Zusammengefasst lässt sich sagen, dass durch eine Kombination aus Ernährungsumstellung, Gewichtsmanagement, erhöhter körperlicher Aktivität, Stressreduktion und der Vermeidung von Alkohol und Tabak jeder Einzelne aktiv zur Kontrolle seiner Blutdruckwerte beitragen kann. Dadurch wird nicht nur das Risiko von Bluthochdruck und dessen Komplikationen verringert, sondern auch durch die

Reduzierung der benötigten Medikamentendosis die Nebenwirkungen einer medikamentösen Therapie erheblich reduziert.

2.7. Abschlusswort

Im zweiten Kapitel haben wir uns eingehend mit den Ursachen und Risikofaktoren des Bluthochdrucks befasst. Wir haben die verschiedenen Risikofaktoren identifiziert und sie in zwei Hauptgruppen unterteilt: die nicht beeinflussbaren Faktoren wie genetische Veranlagung, Alter und Geschlecht sowie die beeinflussbaren Faktoren wie Ernährung, Bewegungsmangel, Alkohol- und Tabakkonsum, Stress, chronische Erkrankungen und das Schlafapnoe-Syndrom.

Durch das Verständnis dieser Risikofaktoren können Sie eine fundierte Selbsteinschätzung vornehmen und gezielte Maßnahmen ergreifen, um Ihr Risiko für Bluthochdruck zu senken. Besonders wichtig ist es, auf die beeinflussbaren Risikofaktoren zu achten und durch Änderungen im Lebensstil positiv auf Ihre Gesundheit einzuwirken.

Wir haben auch ein Punktesystem eingeführt, mit dem Sie Ihre persönlichen Risikofaktoren quantifizieren und eine individuelle Risikoeinschätzung vornehmen können. Dieses System hilft Ihnen, Ihr Bluthochdruck-Risiko besser zu verstehen und rechtzeitig Maßnahmen zu ergreifen, um das Auftreten von Bluthochdruck zu verhindern oder seine Auswirkungen zu minimieren.

Mit diesem Wissen sind Sie nun gut gerüstet, um Ihre Risikofaktoren zu erkennen und entsprechend zu handeln. Das nächste Kapitel wird sich darauf konzentrieren, wie Sie Ihre Blutdruckwerte überwachen und feststellen können, ob Sie bereits an Bluthochdruck leiden.

Im dritten Kapitel „Symptome und Diagnose von Bluthochdruck" werden wir uns darauf konzentrieren, wie Sie die Symptome von Bluthochdruck erkennen und wie Sie durch regelmäßige Kontrollen eine genaue Diagnose stellen können. Wir werden die 7x4-Methode im Detail erklären, um Ihnen zu helfen, Ihre Blutdruckwerte systematisch zu überwachen und eine fundierte Einschätzung vorzunehmen. Bleiben Sie dran und erfahren Sie, wie Sie Ihre Gesundheit durch regelmäßige Kontrollen und eine frühzeitige Diagnose besser schützen können.

Kapitel

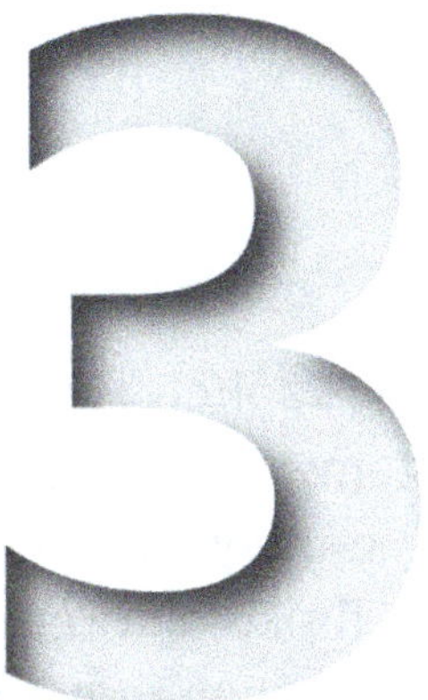

3

Symptome und Diagnose:

Habe ich überhaupt Bluthochdruck?

Nachdem wir im Kapitel 1 die Grundlagen des Herz-Kreislauf-Systems, des Blutdrucks und des Bluthochdrucks verstanden haben und im Kapitel 2 die Ursachen und Risikofaktoren dieser Krankheit kennengelernt haben, können wir nun untersuchen, wie es mit uns selbst und unseren nahestehenden Personen steht. Lassen Sie uns tiefer in die Symptome und Früherkennungsmaßnahmen eintauchen, um ein umfassendes Verständnis für die Bedeutung der frühzeitigen Intervention zu gewinnen.

In diesem Kapitel werden wir die gesammelten Informationen auf uns selbst und auf die Menschen, die uns wichtig sind, anwenden, um folgende Fragen zu beantworten:

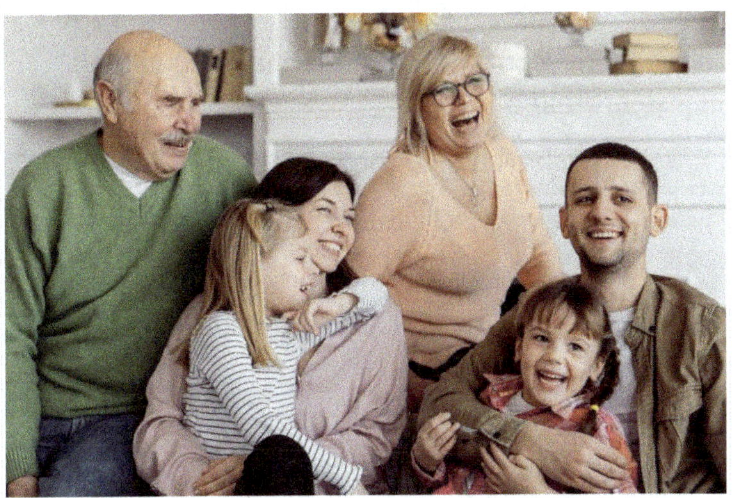

- Habe ich selbst auch ein oder mehrere Risikofaktoren?

- Habe ich irgendwelche Symptome von Bluthochdruck?

- Könnte ich selbst Bluthochdruck haben, ohne es zu wissen?

Falls bei Ihnen bereits Bluthochdruck diagnostiziert wurde, könnten diese Fragen relevant sein:

- Warum habe ich überhaupt Bluthochdruck?

- Wie gehe ich mit meinen Risikofaktoren um?

- Wie schwer ist mein Bluthochdruck?

- Sind meine nicht-medikamentösen Maßnahmen ausreichend?

- Welche zusätzlichen Maßnahmen kann ich ergreifen?

- Brauche ich eine medikamentöse Therapie?

- Ist meine medikamentöse Therapie adäquat?

- Wie soll ich den Verlauf meiner Krankheit und Therapie überwachen und kontrollieren?

- Wie bereite ich mich auf Arztbesuche vor?

Dieses Kapitel wird Ihnen dabei helfen, eine fundierte **„Selbstdiagnose"** durchzuführen und die besten Schritte zur Prävention und Behandlung von Bluthochdruck zu verstehen. Wir werden praktische Ratschläge und Informationen bieten, die Ihnen helfen, Ihre Gesundheit besser zu managen und Bluthochdruck effektiv zu kontrollieren.

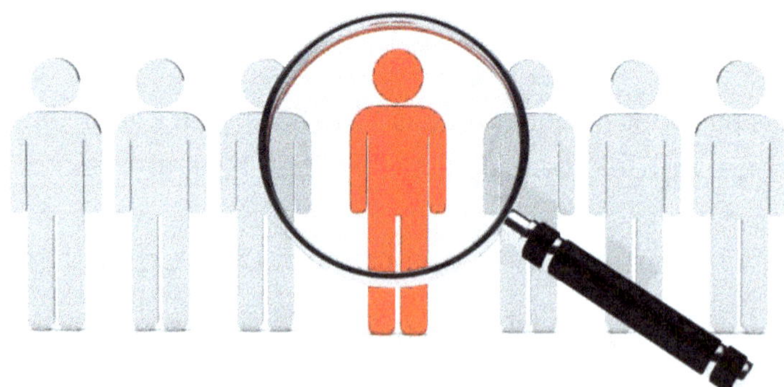

3.1. Welche Risikofaktoren habe ich?

Wir haben bereits im Kapitel 2 die nicht beeinflussbaren und beeinflussbaren Risikofaktoren kennengelernt. Die aktuelle Frage für Sie lautet nun: Habe ich eine oder mehrere dieser Risikofaktoren?

Nach dem Lesen dieses Abschnitts sollten Sie ein klares Bild über Ihr eigenes Risikofaktorenprofil haben und genau einschätzen können, wie hoch das Risiko für die Entwicklung eines Bluthochdrucks bei Ihnen persönlich ist und welche Maßnahmen Sie ergreifen können.

Es wurde jedoch bereits erwähnt, dass es etwa 5 bis 10% der Patienten gibt, die keinen primären (essentiellen) Bluthochdruck, sondern einen sekundären Bluthochdruck haben. Diese Form des Bluthochdrucks, wie in Kapitel 2 beschrieben, ist nicht durch die üblichen Risikofaktoren bedingt, sondern durch ein spezifisches gesundheitliches Problem. Diese Patienten können sogar ohne einen einzigen Risikofaktor einen schwergradigen Bluthochdruck entwickeln. In solchen Fällen ist die Ursache entweder ein stresshormonproduzierender Tumor, eine Verengung einer Nierenarterie oder andere spezifische Bedingungen. Oft sind diese Grunderkrankungen medikamentös oder chirurgisch behandelbar, und nach der Behandlung kann auch der sekundäre Bluthochdruck geheilt werden.

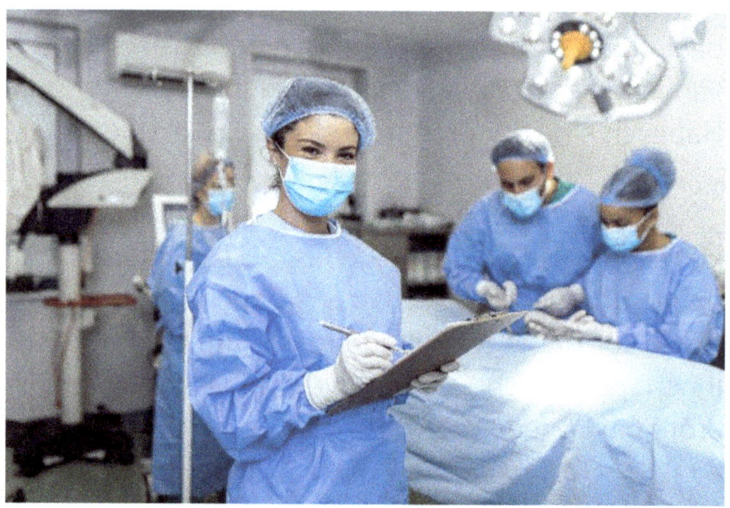

Es ist ebenfalls erwähnenswert, dass zwischen diesen Risikofaktoren und der Bluthochdruck keine direkte Korrelation besteht. Das bedeutet, dass manchmal eine Person mit mehreren Risikofaktoren keinen Bluthochdruck hat und umgekehrt manchmal eine Person ohne erkennbare oder gehäufte Risikofaktoren an Bluthochdruck erkrankt ist. Diese Komplexität unterstreicht die Bedeutung einer individuellen Beurteilung und eines ganzheitlichen Ansatzes zur Prävention und Behandlung von Bluthochdruck.

3.2. Ein Punktsystem für die Einschätzung des persönlichen Risikos

Um Ihr persönliches Risiko für die Entwicklung von Bluthochdruck zu bewerten, verwenden wir ein einfaches Punktesystem. Auf den folgenden Seiten finden Sie ein vereinfachtes Punktesystem, das auf Informationen aus verschiedenen Quellen basiert. Mit diesem System können Sie Ihre Punktzahl für jeden einzelnen Risikofaktor leicht berechnen.

Zunächst bestimmen Sie Ihre Punkte für die einzelnen Risikofaktoren, wie unten beschrieben. Danach addieren Sie die Punkte für die nicht beeinflussbaren und die beeinflussbaren Risikofaktoren. Schließlich können Sie anhand der Gesamtsumme Ihrer Punkte Ihr individuelles Risiko einschätzen.

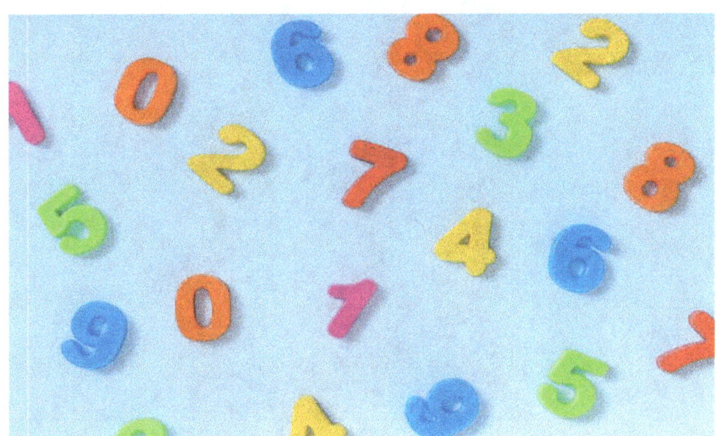

3.1.1. Nicht beeinflussbare Risikofaktoren

Wie ich bereits erwähnt habe, gibt es einige Risikofaktoren die wir leider nicht beeinflussen können. Trotzdem spielen sie eine wichtige Rolle bei der Entstehung, dem Verlauf und den Ergebnissen des Bluthochdrucks. Dazu gehören die genetische Veranlagung, das Alter und das Geschlecht. Wie Sie jetzt schon bestimmt wissen, bedeutet eine genetische Veranlagung, dass Bluthochdruck in Ihrer Familie liegt und somit das Risiko erhöht ist, dass auch Sie betroffen sind. Auch das Alter spielt eine wichtige Rolle – das Risiko für Bluthochdruck steigt mit zunehmendem Alter erheblich an. Zudem sind Männer in jüngerem Alter häufiger betroffen, während das Risiko bei Frauen nach der Menopause ansteigt.

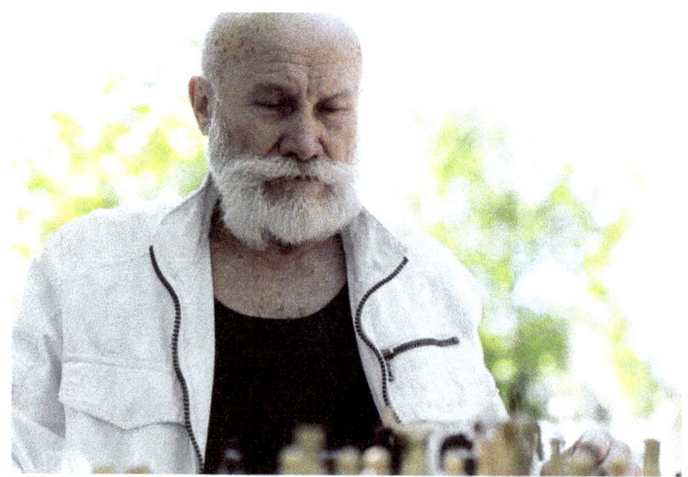

1. Genetische Veranlagung

- Bluthochdruck bei Familienmitgliedern
  (Eltern, Großeltern, Geschwister):
  1 Punkt pro betroffenes Familienmitglied

  Ihre persönliche Punktzahl: ....

2. Alter

- Unter 30 Jahre: 0 Punkt
- 31 bis 40 Jahre: 1 Punkt
- 41 bis 50 Jahre: 2 Punkte
- 51 bis 60 Jahre: 4 Punkte
- 61 bis 70 Jahre: 7 Punkte
- 71 bis 80 Jahre: 11 Punkte
- Über 80 Jahre: 15 Punkte

  Ihre persönliche Punktzahl: ....

3. Geschlecht

- Männliches Geschlecht: 3 Punkte
- Frauen nach der Menopause: 2 Punkte

  Ihre persönliche Punktzahl: ....

3.1.2. Beeinflussbare Risikofaktoren

Nun, nachdem wir die nicht beeinflussbaren Risikofaktoren besprochen haben, kommen wir zu den Risikofaktoren, die Sie tatsächlich beeinflussen können. Hier können Sie aktiv etwas tun, um Ihre Punktzahl, und dadurch das Risiko für Bluthochdruck zu senken und Ihre Gesundheit zu verbessern. Wie wir bereits erwähnt haben, umfassen diese beeinflussbaren Faktoren Ernährung, Übergewicht, Bewegungsmangel, Alkohol- und Tabakkonsum, Stress, chronische Erkrankungen und das Schlafapnoe-Syndrom.

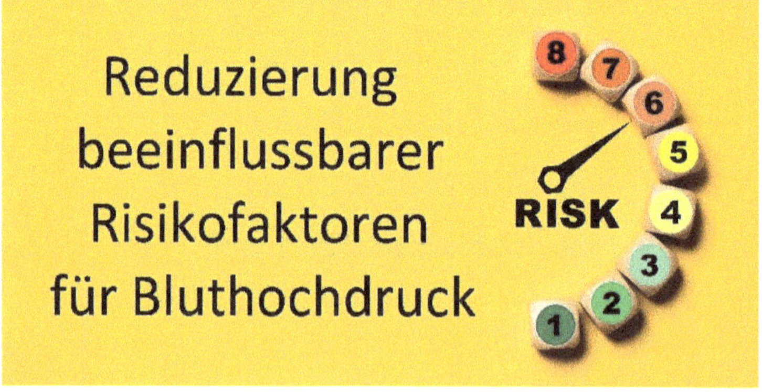

Nun werden wir unsere Punktzahl für jeden einzelnen beeinflussbaren Risikofaktor berechnen. Anschließend addieren wir die Punkte, um eine Gesamtsumme zu erhalten:

4. Ernährung:

- Mittlere Kochsalzkonsum 1 Punkt
- Hoher Kochsalzkonsum 2 Punkte
- Wenig Obst und Gemüse 1 Punkt
- Gar keine Obst und Gemüse 2 Punkte

Ihre persönliche Punktzahl: ....

5. Übergewicht:

Zunächst müssen wir unseren **„BMI"** (Body-Mass-Index) berechnen. Das geht in zwei Schritten:

1. Teilen Sie Ihr Körpergewicht in Kilogramm durch Ihre Körpergröße in Metern.

2. Teilen Sie das Ergebnis erneut durch Ihre Körpergröße in Metern.

Zum Beispiel: Wenn eine Person 95 kg wiegt und 175 cm (1,75 Meter) groß ist, wird der BMI wie folgt berechnet:

1. 95 kg / 1,75 m = 54,29

2. 54,29 / 1,75 m = 31

Der BMI dieser Person beträgt also 31. Nach der Berechnung von Ihrem BMI, können Sie Ihre Punktzahl so berechnen:

- BMI unter 25 — 0 Punkt
- BMI 25 - 29,9 — 1 Punkt
  (Leichte Fettleibigkeit)
- BMI 30 - 34,9 — 2 Punkte
  (Übergewichtigkeit Grad I)
- BMI 35 - 40: — 3 Punkte
  (Übergewichtigkeit Grad II)
- BMI über 40: — 4 Punkte
  (Übergewichtigkeit Grad III)
- BMI über 50: — 5 Punkte
- BMI über 60: — 6 Punkte

Ihre persönliche Punktzahl: ....

6. **Bewegungsmangel:**

- Mehr als 3 Stunden moderate
  körperliche Aktivität pro Woche — 0 Punkt

- 2 - 3 Stunden moderate
  körperliche Aktivität pro Woche — 1 Punkt

- 1 - 2 Stunden moderate
  körperliche Aktivität pro Woche — 2 Punkte

- Weniger als 1 Stunden moderate
  körperliche Aktivität pro Woche — 3 Punkte

Ihre persönliche Punktzahl: ....

7. **Alkohol- und Tabakkonsum:**
   Häufigkeit des Alkoholkonsums pro Woche:
   Ein Punkt für jeden Tag pro Woche.
   z. B.: 2 Tage pro Woche   2 Punkte
   Menge des Rauchens pro Tag:
   Ein Punkt für jede 10 Zigaretten pro Tag.
   z.B.: 20 Zigaretten pro Tag   2 Punkte

   Ihre persönliche Punktzahl: ....

8. **Stress:** Stress ist etwas Subjektives und kann nicht so einfach quantifiziert werden. Trotzdem versuchen Sie, den Schweregrad Ihres Stresses im privaten und beruflichen Leben so realistisch wie möglich einzuschätzen. Geben Sie sich selbst eine Punktzahl zwischen 0 Punkt (gar kein Stress) und 5 Punkte (maximaler, nicht mehr ertragbarer Stress).

   Ihre persönliche Punktzahl: ....

9. **Chronische Erkrankungen:** Bewerten Sie den Schweregrad jeder der folgenden Krankheiten und vergeben Sie entsprechend Punkte zwischen 1 und 3: Diabetes, Nierenschwäche, Herzgefäßkrankheiten, Leberkrankheiten, Lungenkrankheiten, Schilddrüsenüberfunktion sowie bekannte erhöhte Cholesterin- und/oder Triglycerid-Werte bei Blutuntersuchungen.

   Ihre persönliche Punktzahl: ....

10. **Schlafapnoe-Syndrom:** Bei bekanntem Schlafapnoe-Syndrom, je nach schwergrad, berechnen Sie 2 bis 5 Punkte.

Ihre persönliche Punktzahl:

Nachdem wir sowohl nicht beeinflussbare als auch beeinflussbare Risikofaktoren betrachtet und sie mithilfe unseres einfachen Punktesystems genau bewertet und quantifiziert haben, geht es nun darum, die Gesamtpunktzahl dieser Risikofaktoren zu berechnen. Dazu addieren wir einfach die zehn errechneten Werte miteinander.

Ihre Gesamte Punktzahl bei bekannten Risikofaktoren:

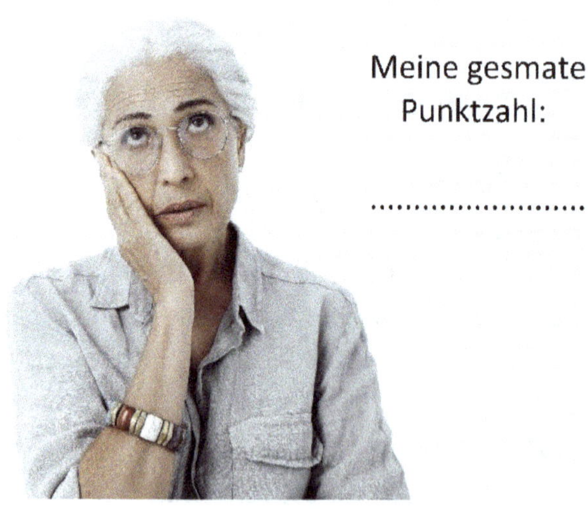

Meine gesmate Punktzahl:

....

Herzlichen Glückwunsch

Jetzt haben wir es geschafft, alle unsere Risikofaktoren zu erfassen und anhand dieser Punktzahlen zu quantifizieren. Nun sollten wir eine konkrete Punktzahl berechnet haben, die die Summe unserer Risikofaktoren darstellt und unsere Anfälligkeit für Bluthochdruck bewertet. Diese Punktzahl kann zwischen 0 und 60 Punkten oder sogar höher liegen, und bewegt sich in der Regel zwischen 10 und 50 Punkten.

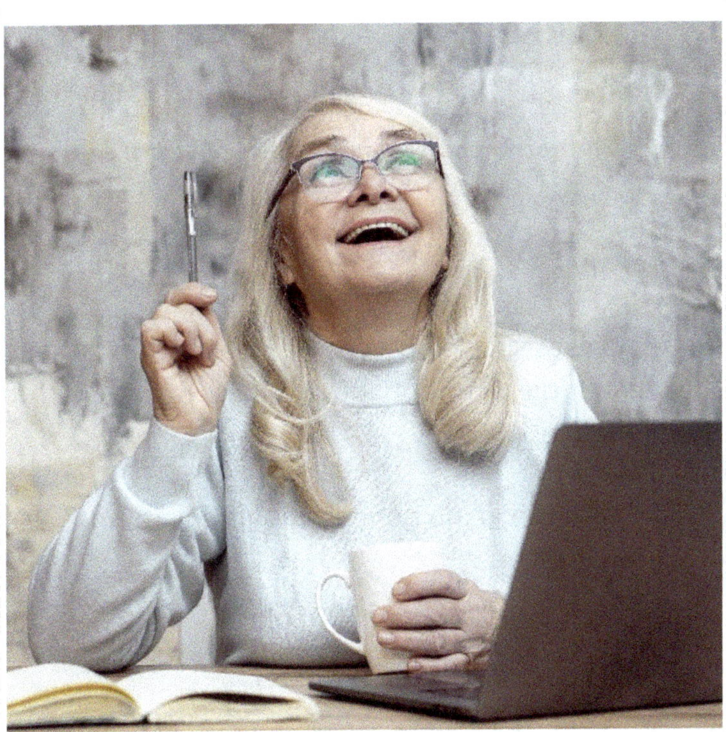

Jetzt wollen wir sehen, wie hoch die Wahrscheinlichkeit eines Bluthochdrucks in Abhängigkeit von unserer Punktzahl sein kann. Anhand dieser Tabelle können Sie diese Wahrscheinlichkeit grob einschätzen:

- Unter 10 Punkte: unwahrscheinlich
- 11 bis 20 Punkte: möglich
- 21 bis 30 Punkte: mäßig wahrscheinlich
- 31 bis 40 Punkte: wahrscheinlich
- 41 bis 50 Punkte: sehr wahrscheinlich
- über 50 Punkte: äußerst wahrscheinlich

Bluthochdruck-Wahrscheinlichkeitstabelle

Ein Beispiel:

Für dieses Beispiel benutze ich meine eigene Punktzahl, die ich anhand meiner Risikofaktoren berechnet habe:

1. Ich habe keine genetische Veranlagung (0 Punkte).

2. Ich bin 52 Jahre alt (4 Punkte).

3. Ich bin männlich (3 Punkte).

4. Ich esse genug Obst und Gemüse und verwende mittlere Mengen Kochsalz (1 Punkt).

5. Mein BMI liegt zwischen 25 und 29,9 (1 Punkt).

6. Ich habe 2 bis 3 Stunden körperliche Aktivität pro Woche (1 Punkt).

7. Ich bin Nichtraucher und trinke nur gelegentlich Alkohol (1 Punkt).

8. Dank meiner regelmäßigen Meditation, Mentalität und Lebensphilosophie habe ich derzeit nur wenig Stress (1 Punkt).

9. Ich habe keine chronischen Erkrankungen, aber meine Cholesterinwerte sind seit Jahren leicht erhöht (1 Punkt).

10. Ich habe kein Schlafapnoe-Syndrom (0 Punkte).

Insgesamt komme ich momentan auf eine Punktzahl von 13. Laut der Bluthochdruck-Wahrscheinlichkeitstabelle ist Bluthochdruck bei mir zwar möglich, aber weniger wahrscheinlich.

Trotzdem sollte ich berücksichtigen, dass ich im Laufe der Zeit älter werde und sich meine Risikofaktoren ändern können. Daher sollte ich diese Berechnung alle paar Jahre wiederholen, insbesondere nach größeren Änderungen meiner gesundheitlichen Situation, zum Beispiel, wenn bei mir eine neue Krankheit auftritt oder diagnostiziert wird.

Auf der anderen Seite, obwohl ich die 7 Punkte durch nicht beeinflussbare Risikofaktoren wie genetische Veranlagung, Alter und Geschlecht nicht beeinflussen kann, kann ich aber durch aktive Änderung meines Lebensstils mehrere beeinflussbare Risikofaktoren positiv beeinflussen und meine Punktzahl weiter reduzieren. Zum Beispiel kann ich meinen Kochsalzkonsum reduzieren (-1 Punkt), ein paar Kilo abnehmen, um einen idealen BMI unter 25 zu erreichen (-1 Punkt), körperlich aktiver werden und mehr Sport treiben (-1 Punkt), komplett auf Alkohol verzichten (-1 Punkt) und versuchen, meinen Stress noch weiter zu reduzieren (-1 Punkt). Auch wenn bei meinen leicht erhöhten Cholesterinwerten keine medikamentöse Therapie empfohlen wird, kann ich diese Werte besser überwachen und durch die Reduzierung der Aufnahme cholesterinhaltiger Nahrung meine Cholesterinwerte in den Normbereich senken (-1 Punkt).

Wie Sie sehen können, von meinen insgesamt 13 Punkten sind 7 Punkte nicht beeinflussbar. Aber durch aktive Änderungen meines Lebensstils und meiner Mentalität kann ich die weiteren beeinflussbaren Risikofaktoren deutlich reduzieren und möglicherweise sogar verschwinden lassen.

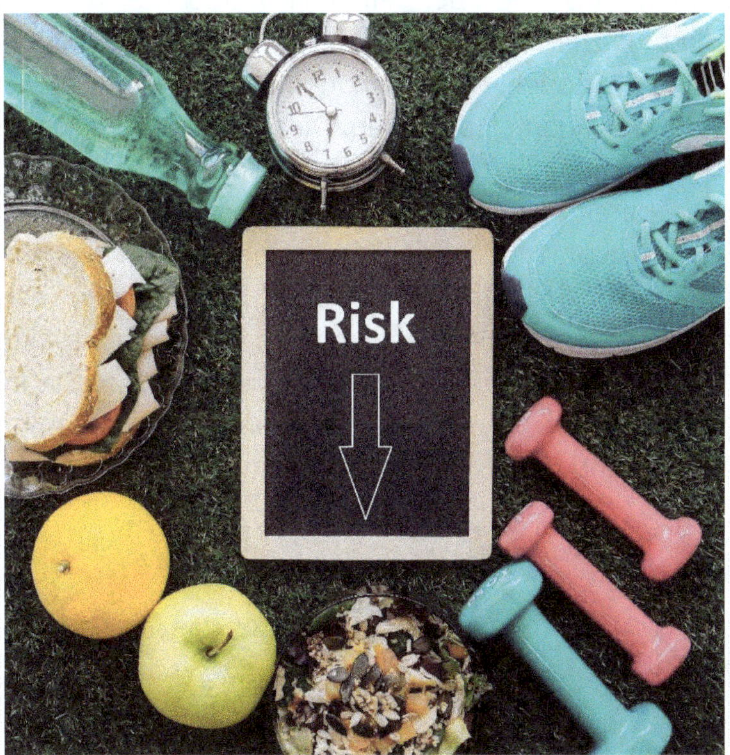

3.3. Die Symptome des Bluthochdrucks

Bluthochdruck, auch Hypertonie genannt, ist oft als **„stiller Killer (Silent killer)"** bekannt. Das liegt daran, dass er in vielen Fällen über lange Zeit keine offensichtlichen Symptome verursacht. Viele Menschen wissen nicht, dass sie an Bluthochdruck leiden, bis sie bei einer Routineuntersuchung diagnostiziert werden oder bis schwerwiegende Komplikationen wie Herzinfarkt, Nierenschwäche oder Schlaganfall auftreten. Diese unsichtbare Natur des Bluthochdrucks macht ihn besonders gefährlich. Wie bereits ausführlich erklärt, ist das Wissen über die Risikofaktoren, das frühzeitige Erkennen der eigenen Risikofaktoren, die Berechnung der Risikofaktoren-Punktzahl und die Einschätzung der Wahrscheinlichkeit des Bluthochdrucks selbst in Abwesenheit jeglicher Symptome von großer Bedeutung.

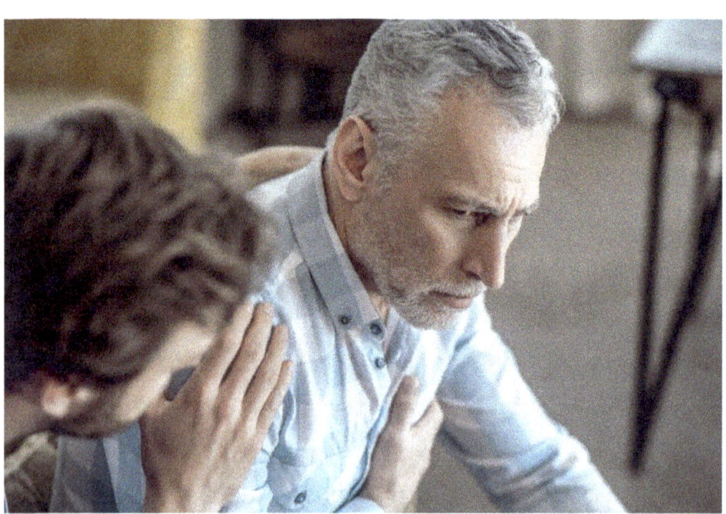

In den weiteren Abschnitten dieses Kapitels werden wir eine sehr effektive Methode kennenlernen, mit der wir unseren Blutdruck selbst optimal kontrollieren können. Dabei werden wir feststellen, ob wir überhaupt Bluthochdruck haben und, falls ja, wie schwergradig und fortgeschritten unsere Krankheit ist.

Auch wenn Bluthochdruck oft symptomlos bleibt, gibt es dennoch einige „allgemeine Hinweise", die auf eine mögliche Hypertonie hinweisen können. Diese Anzeichen sind jedoch unspezifisch und können auch durch andere Gesundheitsprobleme verursacht werden. Daher sollten sie nicht als alleinige Diagnosekriterien verwendet werden, sondern immer in Verbindung mit den Risikofaktoren und der persönlichen Punktzahl interpretiert und ärztlich abgeklärt werden.

Es ist wichtig zu betonen, dass jeder Mensch unterschiedlich auf Bluthochdruck reagieren kann. Manche Menschen haben jahrelang hohe Blutdruckwerte, ohne es zu merken oder Symptome zu verspüren. Andere wiederum können schon bei geringfügigen Erhöhungen des Blutdrucks Beschwerden haben. Dies zeigt, wie individuell und komplex das Thema Bluthochdruck sein kann.

Regelmäßige Blutdruckmessungen nach der **„7 x 4 - Methode"**, die ich im nächsten Abschnitt dieses Kapitels erkläre, sind der Schlüssel zur Früherkennung. Wenn Sie mehrere der oben genannten Risikofaktoren haben und dementsprechend eine hohe Risiko-Punktzahl für Bluthochdruck aufweisen, sollten Sie besonders wachsam sein und regelmäßig Ihren Blutdruck nach dieser Methode kontrollieren.

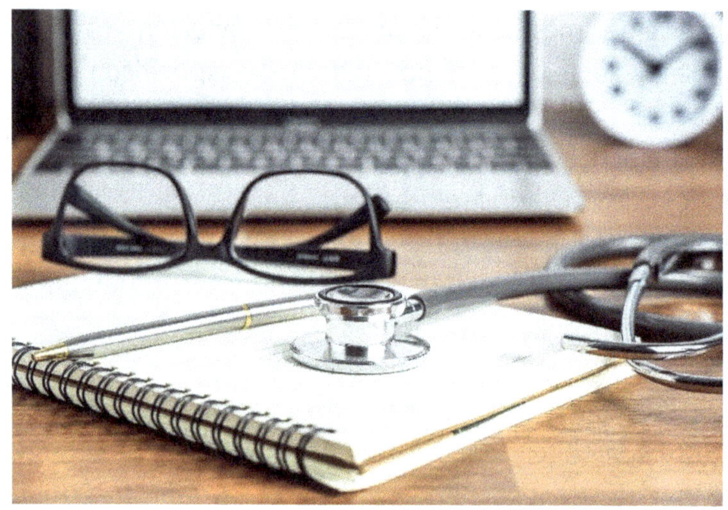

3.3.1. Bei Bluthochdruck gilt:

- Der Schlüssel zur **Vorbeugung** liegt in der Berücksichtigung der oben genannten Risikofaktoren.

- Der Schlüssel der **Diagnose** liegt in der regelmäßigen, methodischen Blutdruckkontrolle.

- Der Schlüssel der **Therapie** liegt in der engen Kooperation mit dem behandelnder Arzt.

Zusammenfassend lässt sich sagen, dass Bluthochdruck eine heimtückische Krankheit ist, die oft unbemerkt bleibt, aber schwerwiegende Folgen haben kann. Durch Wachsamkeit, Wissen über die Krankheit und ihre Risikofaktoren, regelmäßige Kontrollen und, bei Feststellung der Krankheit, eine enge Kooperation mit dem behandelnden Arzt kann man das Risiko minimieren, die Blutdruckwerte senken, die Gesundheit schützen und die gefährlichen Komplikationen und Folgen dieser Krankheit vermeiden.

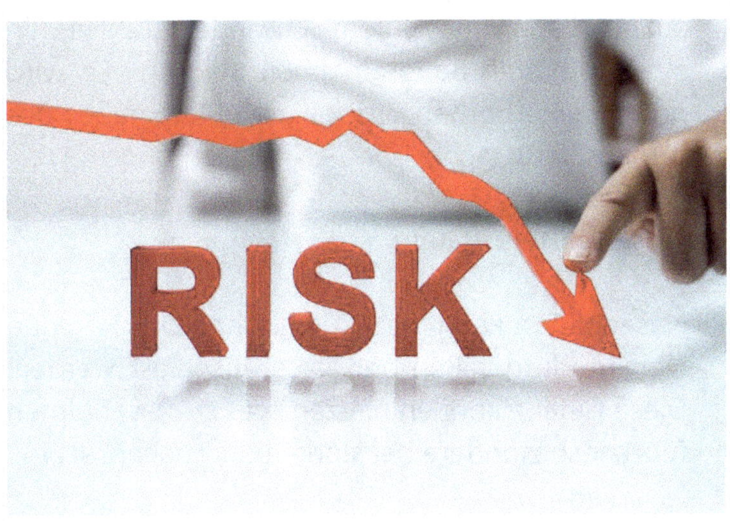

3.3.2. Symptome, Häufigkeit und Erklärungen

Hier ist eine Liste der Symptome von Bluthochdruck, geordnet nach Häufigkeit, zusammen mit einer kurzen Erklärung zu jedem Symptom:

1. **Kopfschmerzen:** Sehr häufig

Kopfschmerzen, insbesondere morgens und im Bereich des Hinterkopfes, können ein Symptom von Bluthochdruck sein. Der erhöhte Druck in den Blutgefäßen kann zu Spannungskopfschmerzen führen.

2. **Schwindel:** Häufig

Schwindel tritt oft bei stark erhöhtem Blutdruck auf und kann von leichtem Schwindelgefühl bis hin zu ernsthafter Benommenheit reichen. Es wird durch den erhöhten Druck in den Blutgefäßen des Gehirns verursacht.

3. **Nasenbluten:** Häufig

Nasenbluten kann durch den hohen Druck in den kleinen Blutgefäßen der Nase ausgelöst werden. Diese Gefäße können platzen, was zu Nasenbluten führt, insbesondere bei starkem Bluthochdruck.

4. **Kurzatmigkeit:** Häufig

Bluthochdruck kann die Herzfunktion beeinträchtigen und zu Atembeschwerden führen. Dies kann besonders bei körperlicher Anstrengung auffallen.

5. **Brustschmerzen:** Häufig

Brustschmerzen können ein Warnzeichen für Bluthochdruck sein. Sie treten auf, wenn das Herz unter erhöhtem Druck arbeitet, was die Belastung des Herzens erhöht.

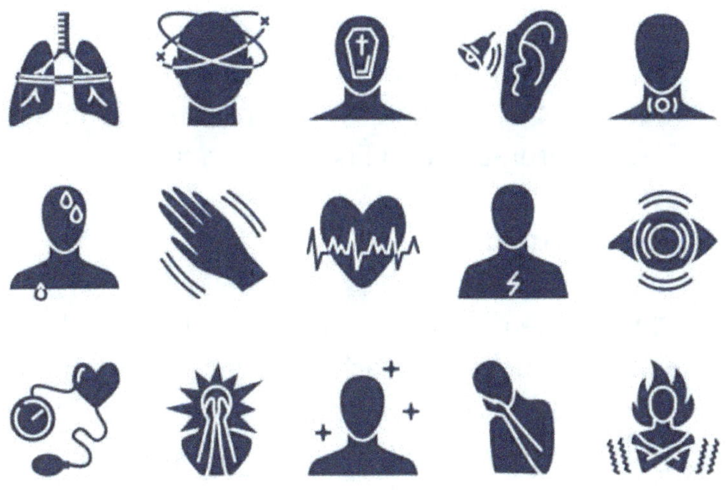

6. **Herzklopfen:** Gelegentlich

Ein schneller oder unregelmäßiger Herzschlag kann durch Bluthochdruck verursacht werden. Dies geschieht, wenn das Herz härter arbeitet, um Blut durch die verengten Arterien zu pumpen.

7. **Sehstörungen:** Gelegentlich

Bluthochdruck kann die Blutgefäße in den Augen schädigen und zu verschwommenem Sehen oder anderen Sehstörungen führen. In schweren Fällen kann es zu dauerhaften Sehschäden kommen.

8. **Müdigkeit:** Gelegentlich

Anhaltender hoher Blutdruck kann zu allgemeiner Erschöpfung und Müdigkeit führen. Das Herz muss härter arbeiten, was zu einem erhöhten Energieverbrauch und Erschöpfung führt.

9. **Ohrensausen:** Selten

Ohrensausen oder Tinnitus kann durch Bluthochdruck verursacht werden. Der erhöhte Druck kann die Blutgefäße im Ohrbereich beeinflussen, was zu Geräuschen im Ohr führt.

10. **Blut im Urin:** Selten

Bluthochdruck kann die Nieren schädigen, was zu Blut im Urin führen kann. Dies ist ein ernstes Symptom und sollte sofort ärztlich abgeklärt werden.

Diese Symptome sind unspezifisch und können auch durch andere Gesundheitsprobleme verursacht werden. Daher ist es wichtig, bei Auftreten solcher Symptome eine ärztliche Untersuchung durchführen zu lassen, um die genaue Ursache zu ermitteln.

Mein höchstes Ziel ist es, Sie als Leser dieses Buches so gut wie möglich zu informieren und Sie dazu zu ermutigen, dass Sie:

- bei bekannten **Risikofaktoren**, wie ich sie bereits erwähnt habe,

- je nach Ihrer eigenen **Risikoprofil** laut dem Punktesystem, das ich erklärt habe,

- mit oder ohne **Symptome**, die ich bereits beschrieben habe,

- durch eine sogenannte **7x4-Methode**, die im nächsten Abschnitt erläutert wird,

in regelmäßigen Abständen eine persönliche Einschätzung der Wahrscheinlichkeit der Krankheit sowie eine genaue Messung und Dokumentation Ihrer Blutdruckwerte durchzuführen. Wenn Sie bemerken, dass die Blutdruckwerte nach der **„7x4-Methode"** (siehe Abschnitt 3.4. unten) auffällig und oberhalb des normalen Bereichs sind, sollten Sie zur Kontrolle und Behandlung einen Arzt aufsuchen.

Selbst wenn Bluthochdruck bei Ihnen bereits bekannt ist und Sie sich in Therapie befinden, können Sie durch regelmäßige Kontrollen nach der 7x4-Methode die Effizienz Ihrer Therapie beurteilen und Ihrem Hausarzt helfen, die medikamentöse Therapie besser einzustellen und zu optimieren.

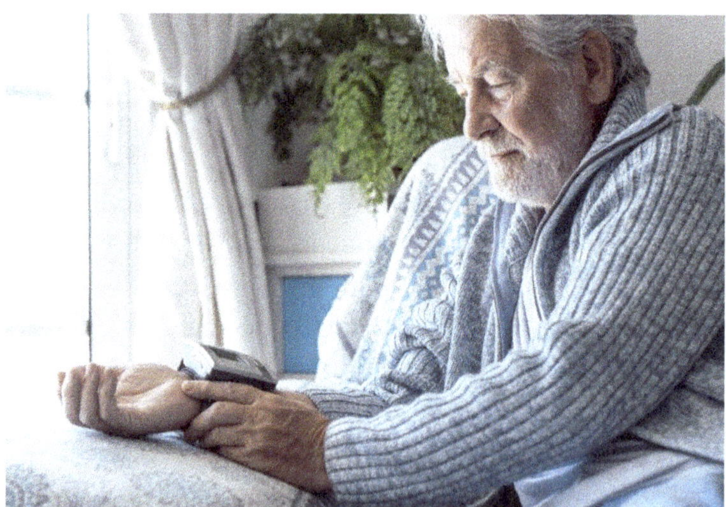

3.4. Die „7 x 4 – Methode":

In diesem Abschnitt geht es um eine sehr effektive und genaue Methode, die ich zur optimalen Selbstkontrolle des Blutdrucks durch Patienten zu Hause entwickelt habe und **"7x4-Methode"** nenne.

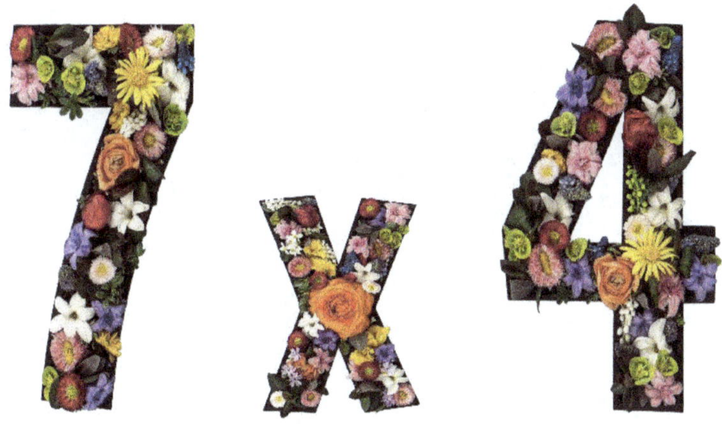

3.4.1. Warum ist die 7x4-Methode besser?

Das Problem mit anderen bekannten Methoden ist, dass bei ein- oder mehrmaligen spontanen und unregelmäßigen Kontrollen des Blutdrucks durch die Patienten zu Hause niemals eine Bluthochdruck richtig diagnostiziert werden kann. Selbst die einmalige Blutdruckkontrolle durch den Arzt in der Praxis oder im Krankenhaus ist nicht aussagekräftig, da der Blutdruck in diesem bestimmten Moment deutlich vom mittleren Blutdruckwert des Patienten abweichen kann. Besonders beim sogenannten **"Weißkittel-Syndrom"** zeigen manche Patienten deutlich höhere Herzfrequenz- und Blutdruckwerte, wenn sie beim Arzt sind.

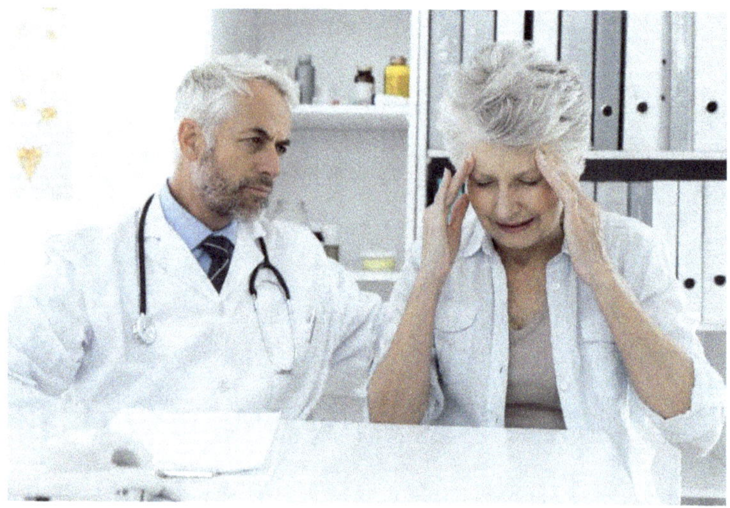

Auch eine sogenannte Langzeit-Blutdruck-messung über 24 Stunden, bei der der Blutdruck in der Regel halbstündlich oder stündlich gemessen wird, ist nicht wegweisend. Das Tragen des Gerätes und die häufigen Messungen führen dazu, dass der Patient während dieser 24 Stunden kein normales Leben führt. Besonders in der Nacht wird er immer wieder wach oder halbwach, und die Werte können dadurch höher als sonst gemessen werden.

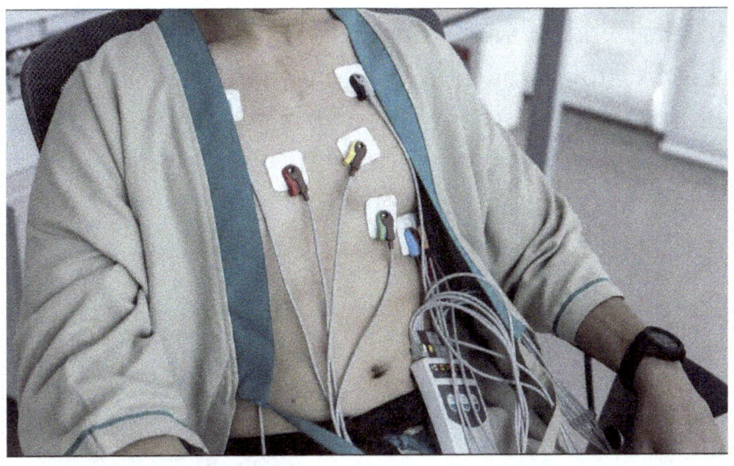

Deshalb habe ich die "7x4-Methode" entwickelt, die diese Einschränkungen und Probleme überbrückt und eine deutlich effizientere und bessere Messung und Dokumentation der Blutdruckwerte ermöglicht. Diese Methode ist entscheidend für die Diagnose, Therapie und Verlaufskontrolle des Bluthochdrucks und bietet eine zuverlässigere Basis für medizinische Entscheidungen.

3.4.2. Wie wird die 7x4-Methode durchgeführt?

Bei dieser Methode messen die Patienten selbst während ihres täglichen normalen Lebens über eine Woche (7 Tage) 4-mal pro Tag in regelmäßigen Abständen ihren Blutdruck und notieren die Werte in einer Tabelle. Nach einer Woche und anhand dieser Werte können die Patienten, wie gleich in diesem

Kapitel erklärt wird, eine sehr genaue Abschätzung ihrer systolischen und diastolischen sowie mittleren Blutdruckwerte vornehmen und feststellen, ob ihre Blutdruckwerte normal oder zu hoch sind. Der Arzt kann auch anhand dieser Tabelle sehr einfach über die Diagnose und Therapie entscheiden.

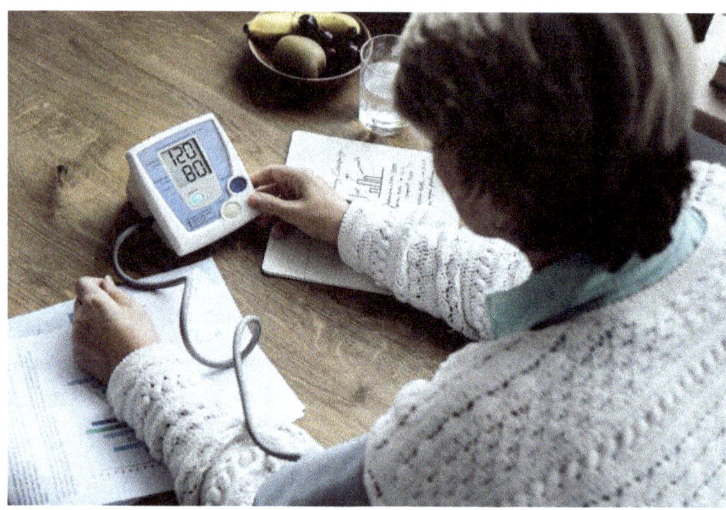

Die 7x4-Methode ist eine einfache, aber äußerst effektive Methode, die Ihnen hilft, Ihre Gesundheit in die eigenen Hände zu nehmen und Bluthochdruck besser zu kontrollieren. Sie fördert nicht nur die Eigenverantwortung, sondern ermöglicht auch eine genauere und realistischere Beurteilung Ihres Blutdrucks. Außerdem ist sie eine große Hilfe für Ihren Arzt bei der Erstellung der Diagnose, der Einstufung des Schweregrads, der Planung der

Therapie und der Optimierung des Verlaufs des Bluthochdrucks. Durch die systematische Erfassung und Analyse Ihrer Blutdruckwerte wird eine fundierte und individualisierte Behandlung ermöglicht.

3.4.3. Anwendungsbereiche der 7x4-Methode

Diese Methode findet besondere Verwendung bei Personen:

1. Die zwar noch keinen bekannten Bluthoch-druck haben, aber mehrere Risikofaktoren aufweisen und eine Risiko-Punktzahl von über 10 Punkte haben.

2. Mit neu diagnostiziertem Bluthochdruck, um den Schweregrad der Krankheit beurteilen und eine passende Therapie einleiten zu können.

3. Die bereits unter Therapie stehen, um in regelmäßigen Abständen die Effizienz der Therapie zu beurteilen und die Therapie optimieren zu können.

4. Mit bekanntem Bluthochdruck, die eine Änderung ihrer gesundheitlichen Situation erlebt haben, zum Beispiel durch das Auftreten einer neuen relevanten Krankheit wie zum Beispiel Herzinfarkt.

5. Die einen bekannten Bluthochdruck haben und unter Therapie stehen, aber durch Änderungen in

Ernährung, Körpergewicht oder Aktivität ihre Risikofaktoren reduziert haben, um gegebenenfalls die Dosis der Medikamente zu reduzieren oder die Medikamente abzusetzen, falls möglich.

3.4.4. Die Durchführung der 7x4-Methode

In diesem Abschnitt erfahren Sie, wie Sie die "7x4-Methode" zu Hause anwenden können, um Ihren Blutdruck optimal zu kontrollieren und genaue Daten zu sammeln. Diese Methode ist einfach durchzuführen und liefert sehr präzise Ergebnisse, die Ihnen und Ihrem Arzt helfen können, eine fundierte Entscheidung über Ihre Gesundheit zu treffen.

Zunächst benötigen Sie ein Blutdruckmessgerät, das den Blutdruck entweder am Oberarm oder am Handgelenk misst. Diese Geräte sind in Apotheken oder online erhältlich und sollten den modernen Standards entsprechen, um genaue Messwerte zu gewährleisten. Lesen Sie die Gebrauchsanweisung des Geräts sorgfältig durch, um sicherzustellen, dass Sie es korrekt verwenden.

Die "7x4-Methode" sieht vor, dass Sie eine Woche lang täglich viermal Ihren Blutdruck messen. Diese

Methode wird in drei Schritten durchgeführt. Der erste Schritt erfolgt während der Woche, wobei der Blutdruck jeden Tag mehrmals gemessen und notiert wird. Die zweiten und dritten Schritte werden am Ende der Woche durchgeführt, um die mittleren Blutdruckwerte zu berechnen und zu dokumentieren.

Alle Blutdruckwerte, die während des ersten Schrittes gemessen oder während der zweiten und dritten Schritte berechnet werden, sollen in eine Tabelle wie die unten stehende Tabelle eingetragen werden:

Tag / Uhr	Mo.	Di.	Mi.	Do.	Fr.	Sa.	So.	Durchs-chnitt
08:00	/	/	/	/	/	/	/	/
12:00	/	/	/	/	/	/	/	/
16:00	/	/	/	/	/	/	/	/
20:00	/	/	/	/	/	/	/	/
Durch_schnitt	/	/	/	/	/	/	/	/

Tabelle 3.1 - Blutdruck Tabelle für die 7x4-Methode

Schritt 1: Tägliche Blutdruckmessungen

Beginnen Sie zum Beispiel am Montagmorgen und setzen Sie die Messungen bis Sonntagabend fort. Die Messungen sollten tagsüber in regelmäßigen Abständen von vier Stunden erfolgen, beispielsweise um 08:00, 12:00, 16:00 und 20:00 Uhr.

Vor jeder Messung setzen Sie sich etwa fünf Minuten lang ruhig an einen Tisch, um Ihren Blutdruck zu stabilisieren. Legen Sie dann Ihren Ellenbogen auf den Tisch und lassen Sie Ihren Arm und Ihre Hand locker. Ihr Handgelenk sollte sich auf Herzhöhe befinden, um genaue Messwerte zu erhalten. Führen Sie die Messung gemäß den Anweisungen Ihres Geräts durch.

Die gemessenen Blutdruckwerte tragen Sie in die **weißen Felder** dieser Tabelle ein:

Schritt 2: Berechnung der Durchschnittswerte für jeden Tag und für jeden Uhrzeit

Am Ende der Woche sollten Sie bereits alle Werte ordnungsgemäß gemessen und in die weißen Felder der Tabelle eingetragen haben. Nun berechnen wir die Durchschnittswerte für jeden Tag und jede bestimmte Uhrzeit der Wochentage und tragen diese Durchschnittswerte in die **hellgrauen Felder** ein:

- In der letzten hellgrauen Zeile unten addieren Sie die vier Werte jedes bestimmten Tages (z.B. Montag) und teilen die Summe durch vier, um den Durchschnittswert für diesen Tag zu erhalten. Notieren Sie diese Durchschnittswerte.

- In der letzten hellgrauen Spalte rechts addieren Sie die sieben Werte für die jeweilige Uhrzeit (z.B. 08:00) aller sieben Wochentagen und teilen die Summe durch sieben, um den Durchschnittswert für diese Uhrzeit während der Woche zu erhalten. Dokumentieren Sie diese Durchschnittswerte ebenfalls.

Schritt 3: Berechnung des Gesamtdurchschnitts--wertes der Woche

Im dritten und letzten Schritt berechnen wir den Gesamtdurchschnittswert der Woche:

- Zuerst addieren wir alle täglichen Durchschnittswerte (die sieben Werte in der unteren hellgrauen Zeile der Tabelle) und teilen die Summe durch sieben, um den Durchschnittswert der Woche zu erhalten.

- Dann addieren wir alle Durchschnittswerte für jede bestimmte Uhrzeit (die vier Werte in der rechten hellgrauen Spalte der Tabelle) und teilen diese Summe durch vier.

Falls wir alles richtig berechnet haben, sollten die Ergebnisse dieser beiden Berechnungen gleich sein. Dieser berechnete Wert repräsentiert den Durchschnittswert des Blutdrucks über die gesamte Woche. Dieses Wert sollen wir jetzt im **dunkelgrauen Feld** unten rechts in der Tabelle eintragen.

Nachdem Sie die zuvor beschriebenen Schritte ausgeführt haben, sollte die Tabelle in etwa wie folgt aussehen:

Tag / Uhr	Mo.	Di.	Mi.	Do.	Fr.	Sa.	So.	Durchs-chnitt
08:00	124 / 80	128 / 82	142 / 88	138 / 86	130 / 78	116 / 72	126 / 82	129 / 81
12:00	120 / 82	118 / 76	138 / 84	144 / 90	128 / 74	120 / 78	132 / 84	129 / 81
16:00	114 / 76	134 / 86	136 / 86	138 / 84	130 / 80	110 / 72	120 / 78	126 / 80
20:00	130 / 78	116 / 80	128 / 82	136 / 84	124 / 76	122 / 82	130 / 84	127 / 81
Durchschnitt	122 / 79	124 / 81	136 / 85	139 / 86	128 / 77	117 / 76	127 / 82	128 / 81

Herzlichen Glückwunsch! Sie haben es geschafft.

Herzlichen Glückwunsch, dass Sie es geschafft haben, die Tabelle korrekt auszufüllen! Sie haben einen wichtigen Schritt gemacht, um Ihre Gesundheit aktiv zu überwachen und zu verbessern. Mit diesen präzisen Daten sind Sie bestens gerüstet, um Ihre Blutdruckwerte zu verstehen und eventuelle Maßnahmen zu ergreifen.

Die 7x4-Methode stellt sicher, dass die Blutdruckmessungen genau und konsistent sind. Diese Daten sind für die Diagnose, Therapie und Verlaufskontrolle des Bluthochdruck äußerst wertvoll. Sie ermöglichen Ihnen und Ihrem Arzt, fundierte Entscheidungen über Ihre Gesundheit zu treffen. Dies umfasst die Diagnose des Bluthochdrucks, die Einstufung des Schweregrads der Krankheit, die Notwendigkeit einer Therapie, die Einstellung der medikamentösen Behandlung, die Optimierung des Krankheitsverlaufs und die Vermeidung der Folgekomplikationen dieser stillen, aber dennoch sehr gefährlichen Krankheit.

Durch diese systematische und methodische Vorgehensweise erhalten Sie eine präzise Einschätzung Ihrer systolischen und diastolischen Blutdruckwerte sowie einen Durchschnittswert. Diese Daten sind äußerst wertvoll und ermöglichen sogar detaillierte Analysen Ihrer Blutdruckwerte. Zum Beispiel können Sie feststellen, ob Sie nur morgens oder nur abends höhere Blutdruckwerte haben, oder ob Sie eine isolierte systolische Blutdruckerhöhung aufweisen, während die diastolischen Durchschnittswerte normal sind, oder umgekehrt. Ebenso kann festgestellt werden, ob jemand während der Arbeitstage höhere Blutdruckwerte hat und diese am Wochenende, wenn er mit der Familie ist, im normalen Bereich liegen (oder auch umgekehrt!).

Diese Methode bietet Ihnen nicht nur wertvolle Informationen über Ihren Blutdruck, sondern fördert auch Ihre Eigenverantwortung und Ihr Verständnis für Ihren Gesundheitszustand. Indem Sie diese Technik anwenden, können Sie und Ihr Arzt gemeinsam daran arbeiten, Ihre Risikofaktoren besser einzustellen, Ihre Therapie zu optimieren und Ihre Lebensqualität zu verbessern.

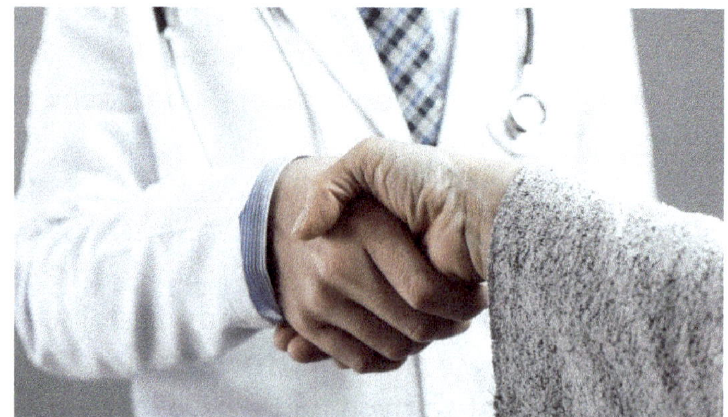

3.5. Diagnose und Schweregrad des Bluthochdrucks bestimmen:

In diesem Abschnitt lernen Sie, wie Sie anhand der gemessenen und berechneten Blutdruckwerte mittels der 7x4-Methode feststellen können, ob Sie Bluthochdruck haben, und falls ja, wie schwer Ihre Krankheit ist. Diese systematische Erfassung Ihrer Blutdruckwerte ermöglicht eine präzise und verlässliche Diagnose. Falls Bluthochdruck vorliegt, können Sie gemeinsam mit ihrem Arzt durch die Analyse der Durchschnittswerte den Schweregrad Ihrer Erkrankung bestimmen und entsprechende Maßnahmen ergreifen.

3.5.1. Einstufung der Blutdruckwerte

Nachdem Sie die 7x4-Methode durchgeführt und Ihre durchschnittlichen Blutdruckwerte berechnet haben, können Sie Ihre Werte anhand der folgenden Tabelle einstufen. Diese Tabelle hilft Ihnen, Ihre systolischen und diastolischen Mittelwerte zu interpretieren und zu verstehen, in welchem Bereich Ihre Blutdruckwerte liegen. Vergleichen Sie Ihre eigenen berechneten Mittelwerte mit den Daten dieser Tabelle, um festzustellen, ob Ihr Blutdruck im normalen Bereich liegt oder ob Maßnahmen erforderlich sind.

Verwenden Sie diese Tabelle, um Ihre eigene Blutdruckwerte genau zu interpretieren und gegebenenfalls die erforderlichen Maßnahmen zu ergreifen.

Bald werden wir anhand mehrerer Beispiele verschiedene Situationen beleuchten, um Ihnen eine noch klarere Vorstellung zu geben.

Bezeichnung		Systolischer Blutdruck (mmHg)	Diastolischer Blutdruck (mmHg)
Normaler Blutdruck:	Optimal	< 120	< 80
	Normal	120 – 129	80 – 84
	Leicht erhöht	130 – 139	85 – 89
Klassischer Bluthochdruck:	Grad 1	140 – 159	90 – 99
	Grad 2	160 – 179	100 – 109
	Grad 3	≥ 180	≥ 110
Isolierter Bluthochdruck:	Systolisch	≥ 140	< 90
	Diastolisch	< 140	≥ 90

Tabelle 3.2 - Einstufung der mittleren Blutdruckwerte

Achten Sie bitte darauf, dass es sich in dieser Tabelle um die berechneten **Durchschnittswerte** (die Werte in den hellgrauen und dunkelgrauen Feldern der Tabelle 3.1) handelt und nicht um die gemessenen Einzel-Blutdruckwerte (die Werte in den weißen Feldern der Tabelle 3.1). Man kann eine oder mehrere Abweichungen vom Normbereich in Einzelmessungen haben und trotzdem einen normalen Durchschnittswert aufweisen und daher nicht unter Bluthochdruck leiden.

3.5.2. Beispiele des Bluthochdrucks

In den folgenden Beispielen werden wir einige Abweichungen des Bluthochdrucks vom Normbereich genau untersuchen und erklären. Diese Beispiele sollen Ihnen helfen, die verschiedenen Arten und Schweregrade von Bluthochdruck besser zu verstehen und einzuordnen:

Beispiel 1 – Wenn alle gemessenen Einzelwerte (die weißen Felder der Tabelle 3.1) sowie alle berechneten Durchschnittswerte (die grauen Felder der Tabelle 3.1) ohne Einnahme von Medikamenten gegen Bluthochdruck niedriger als 120/80 bzw. 130/85 mmHg liegen, haben Sie optimale bzw. normale Blutdruckwerte und keinen Bluthochdruck. In diesem Fall können Sie die "7x4-Methode" einmal pro Jahr oder alle 6 Monaten, und auf jeden Fall nach großen gesundheitlichen Veränderungen wiederholen.

Beispiel 2 – Wenn Sie bereits eine bekannte Bluthochdruckdiagnose haben und unter medikamentöser Therapie stehen und alle diese Werte niedriger als 120/80 bzw. 130/85 mmHg liegen, ist Ihr Bluthochdruck optimal bzw. gut eingestellt. Sie sollten Ihre Medikamente wie vorher weiter einnehmen.

Es ist sehr wichtig zu betonen, dass Bluthochdruck eine chronische Krankheit ist und Sie lebenslang damit zu tun haben werden. Trotz normaler Werte, die Sie gemessen haben, haben Sie immer noch Bluthochdruck, der durch die Einnahme der Medikamente sehr gut eingestellt ist. Sie dürfen niemals auf die Idee kommen, dass Ihr Bluthochdruck "geheilt" ist und Sie Ihre Medikamente einfach absetzen können. Dies ist ein sehr großer Irrtum, und das Absetzen der Medikamente kann sehr schnell zu einem Anstieg der Blutdruckwerte führen.

Beispiel 3 – Wenn alle gemessenen Einzelwerte (die weißen Felder der Tabelle 3.1) sowie alle berechneten Durchschnittswerte (die grauen Felder der Tabelle 3.1) ohne Einnahme von Medikamenten gegen Bluthochdruck zwischen 130/85 und 139/89 mmHg liegen, haben Sie zwar noch keinen Bluthochdruck, befinden sich jedoch in unmittelbarer Gefahr, diese Krankheit zu entwickeln. Am besten sollten Sie Ihre beeinflussbaren Risikofaktoren, wie im Kapitel 2 erläutert, so weit wie möglich unter Kontrolle bringen. Dadurch können Sie die Entstehung des Bluthochdrucks weitgehend verhindern. Sie sollten die "7x4-Methode" häufiger anwenden, etwa alle

3 Monate, und auch nach größeren gesundheitlichen Veränderungen.

Wenn Sie bereits Bluthochdruck haben und unter medikamentöser Therapie alle Werte zwischen 130/85 und 139/89 mmHg liegen, ist Ihr Bluthochdruck noch nicht optimal eingestellt. Sie sollten darüber mit Ihrem Arzt sprechen, um mit seiner Hilfe Ihre medikamentöse Therapie gegebenenfalls zu optimieren.

Beispiel 4 – Wenn eine oder mehrere einzelne Blutdruckmessungen (die weißen Felder der Tabelle 3.1) oberhalb des Normalbereichs liegen (z.B. 150/85, 135/95, oder 160/105 mmHg), während die anderen Werte im Normalbereich (z.B. 125/85 mmHg), kann dies ein Zeichen für ausgeprägte Blutdruck-schwankungen sein. In diesem Fall sollten Sie sich an den Durchschnittswerten orientieren. Eine ärztliche Beurteilung der Werte ist auf jeden Fall zu empfehlen.

Beispiel 5 – Wenn der Durchschnittswert des Blutdrucks relativ hoch ist, zum Beispiel 150/95 mmHg, und der Patient noch nicht unter Therapie steht, wird die Diagnose **"Hypertonie Grad 1"** gestellt. Wenn dieser Patient bereits unter medikamentöser Therapie ist, können wir schlussfolgern, dass die Therapie nicht ausreichend ist und unbedingt intensiviert werden sollte.

Beispiel 6 – Wenn der Durchschnittswert des Blutdrucks deutlich hoch ist, zum Beispiel 170/105 mmHg, und der Patient noch nicht unter Therapie steht, wird die Diagnose **"Hypertonie Grad 2"** gestellt. Wenn dieser Patient bereits unter medikamentöser Therapie ist, können wir schlussfolgern, dass die Therapie gar nicht ausreichend ist und unbedingt intensiviert werden sollte.

Beispiel 7 – Wenn der Durchschnittswert des Blutdrucks deutlich hoch ist, zum Beispiel 190/115 mmHg, und der Patient noch nicht unter Therapie steht, wird die Diagnose **"Hypertonie Grad 3"** gestellt. Wenn dieser Patient bereits unter medikamentöser Therapie ist, können wir schlussfolgern, dass die Therapie absolut nicht ausreichend ist und unbedingt intensiviert werden sollte.

Beispiel 8 - Wenn nur die systolischen Mittelwerte deutlich erhöht ($\geq$140 mmHg) sind, aber die diastolischen Mittelwerte im normalen Bereich (<90 mmHg) liegen wird diese besondere Situation als **"isolierte systolische Hypertonie"** bezeichnet. In solchen Fällen kann der behandelnden Arzt die richtigen und passenden Medikamente verschreiben.

Beispiel 9 - Wenn nur die diastolischen Mittelwerte deutlich erhöht ($\geq$90 mmHg) sind, aber die systolischen Mittelwerte im normen Bereich (<140 mmHg) liegen wird diese besondere Situation als **"isolierte diastolische Hypertonie"** bezeichnet. In solchen Fällen kann der behandelnden Arzt die richtigen und passenden Medikamente verschreiben.

Beispiel 10 - Wenn eine oder mehrere einzelne Blutdruckmessungen (die weißen Felder der Tabelle 3.1) <u>sehr hoch</u> (höher als 180/120 mmHg) sind, der Patient jedoch keine Beschwerden spürt, wird dies als **„Bluthochdruck-Entgleisung"** bezeichnet. Es handelt sich um eine vorübergehende und asymptomatische Erhöhung des Blutdrucks, die jedoch das Risiko für eine Bluthochdruck-Krise (siehe unten) oder andere akute Ereignisse wie Herzinfarkt oder Schlaganfall erhöhen kann.

Eine neu diagnostizierte Bluthochdruck-Entgleisung stellt einen medizinischen Notfall dar und erfordert sofortige Beurteilung und Behandlung sowie eine Anpassung der medikamentösen Therapie, um den Blutdruck in den Zielbereich zu bringen, zukünftige Entgleisungen zu verhindern und Komplikationen zu vermeiden. Manchmal ist eine Bluthochdruck-Entgleisung das erste Symptom eines Bluthochdrucks.

Bei Patienten, die einen bekannten Bluthochdruck haben und bereits unter Therapie sind, aber trotzdem gelegentlich eine Bluthochdruck-Entgleisung erleben sollten zusätzlich zur üblichen Dauermedikation, die täglich eingenommen wird, auch passende Notfallmedikamente für Entgleisungen verschrieben werden. Die Patienten müssen über diese Situation und die Anwendung der Notfallmedikamente ausführlich informiert werden. In den nächsten Kapiteln dieses Buches werden wir ausführlich darüber sprechen.

Beispiel 11 – Wenn eine oder mehrere einzelne Blutdruckmessungen (die weißen Felder der Tabelle 3.1) extrem hoch (in der Regel höher als 230/140 mmHg) sind, mit oder ohne spürbare Beschwerden, oder sehr hoch (höher als 180/120 mmHg) sind und der Patient gleichzeitig Beschwerden wie Luftnot, Druckgefühl in der Brust, Brustschmerzen, Herzklopfen, starke Kopfschmerzen, Übelkeit und/oder Erbrechen, Nasenbluten, Ohrensausen oder Sehstörungen hat, wird diese Notfall-Situation als **„Bluthochdruck-Krise"** bezeichnet. Dieser Zustand erhöht das Risiko für akute Ereignisse wie Herzinfarkt oder Schlaganfall erheblich.

Eine Bluthochdruck-Krise stellt einen absoluten medizinischen Notfall dar und erfordert sofortige medizinische Beurteilung und eine stationäre Behandlung auf der Intensivstation. Die weiteren diagnostischen und therapeutischen Maßnahmen einer Bluthochdruck-Krise entsprechen denen bei Bluthochdruck-Entgleisungen.

Beispiel 12 – Wenn die Durchschnittswerte für die Uhrzeiten des Tages (die rechten hellgrauen Felder der Tabelle 3.1) große Schwankungen zeigen, zum Beispiel wenn der Durchschnittswert am Morgen im Normbereich liegt, aber der Durchschnittswert am Abend oberhalb des Normalbereichs liegt, sollte die medikamentöse Therapie so angepasst werden, dass die maximale Wirkung der eingenommenen Medikamente abends auftritt.

Beispiel 13 – Wenn die Durchschnittswerte für die einzelnen Wochentage (die unteren hellgrauen Felder der Tabelle 3.1) große Schwankungen zeigen, zum Beispiel wenn die Durchschnittswerte am Wochenende im Normbereich liegen, aber während der Werktage oberhalb des Normalbereichs liegen, sollte die medikamentöse Therapie so angepasst werden, dass während der Werktage mehr und während des Wochenendes weniger Medikamente eingenommen werden.

Beispiel 14 – Wenn einige einzelne Werte oder sogar durchschnittliche Werte relativ niedrig sind, also unter 100/70 mmHg liegen, und Sie dabei keine Symptome wie Schwindelanfälle, Kreislaufstörungen, Ohnmacht, Schwarzwerden vor den Augen,

Schwäche, kalter Schweiß, Blässe im Gesicht, Ohrensausen, Müdigkeit oder Schläfrigkeit haben, brauchen Sie sich keine Sorgen zu machen. Niedrigere Blutdruckwerte sind häufig normal, und sogar gut und gesund.

Falls jedoch die niedrigeren Blutdruckwerte mit einem oder mehreren der oben genannten Symptome einhergehen, sollten Sie unbedingt mit Ihrem Arzt darüber sprechen. In solchen Fällen, falls Sie eine bekannte Hypertonie haben und unter medikamentöser Therapie stehen, sollte die Dosis Ihrer Medikamente entsprechend angepasst werden. Wenn Sie keine blutdrucksenkenden Medikamente einnehmen, wird Ihr Arzt weitere Untersuchungen zur Erkennung der Ursachen des niedrigen Blutdrucks, auch **"Hypotonie"** genannt, einleiten.

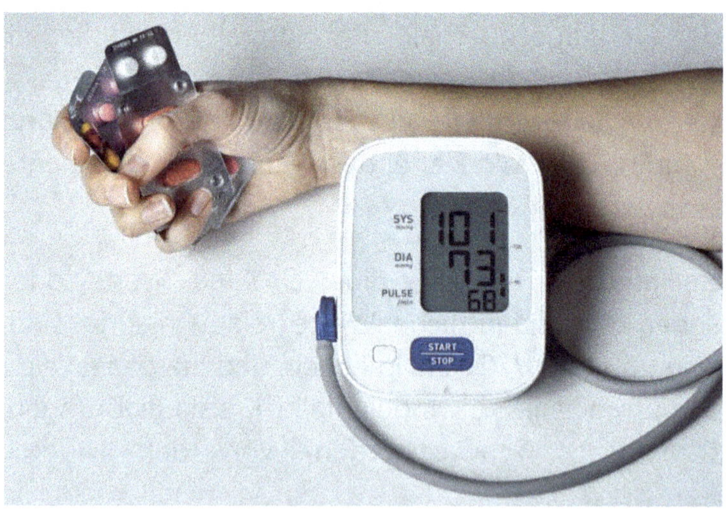

3.6. Arztbesuch bei Abweichungen des Blutdrucks vom normalen Bereich

Nachdem Sie durch die 7x4-Methode Abweichungen in Ihren Blutdruckwerten festgestellt haben, ist ein Arztbesuch der nächste wichtige Schritt. Diese systematische Methode ermöglicht es Ihnen, präzise und verlässliche Daten zu sammeln, die Ihrem Arzt helfen können, Ihre Situation genau zu beurteilen und eine fundierte Diagnose zu stellen.

Die betroffenen Personen können in zwei Gruppen unterteilt werden:

1. **Patienten ohne bekannten Bluthochdruck:** Wenn Sie bisher keinen diagnostizierten Bluthochdruck hatten und durch die 7x4-Methode festgestellt haben, dass Ihre Blutdruckwerte außerhalb des Normbereichs liegen, sollten Sie einen Arzt aufsuchen. Bringen Sie Ihre detaillierte Tabelle mit den gemessenen und berechneten Durchschnittswerten mit. Der Arzt wird diese Daten nutzen, um eine genaue Diagnose zu stellen, eventuell weitere Untersuchungen durchzuführen und eine geeignete Therapie zu planen. Eine frühzeitige Diagnose und Behandlung können helfen, langfristige Komplikationen zu vermeiden.

2. **Patienten mit bekanntem Bluthochdruck:** Wenn Sie bereits diagnostizierten Bluthochdruck haben und die 7x4-Methode zeigt, dass Ihre Therapie nicht ausreichend ist, sollten Sie ebenfalls einen Arzt aufsuchen. Bringen Sie Ihre Tabelle mit den Blutdruckmessungen und Durchschnittswerten mit. Der Arzt wird Ihre aktuelle Therapie überprüfen und möglicherweise anpassen, um Ihren Blutdruck besser zu kontrollieren. Dies könnte eine Anpassung der Medikamentendosis oder eine Änderung der Medikamente beinhalten. Es ist wichtig, dass Ihre Therapie regelmäßig überprüft und optimiert wird, um das Risiko von Komplikationen zu minimieren.

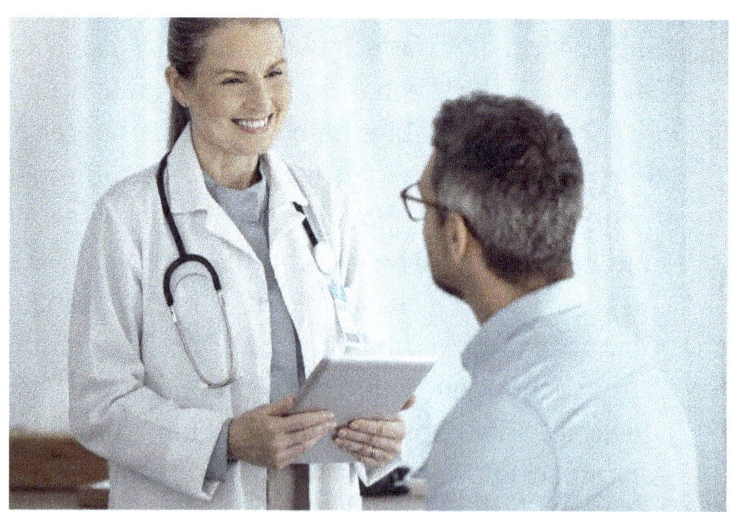

Durch die systematische Selbstkontrolle Ihres Blutdrucks und die Zusammenarbeit mit Ihrem Arzt können Sie Ihre Gesundheit besser überwachen und optimieren.

3.7. Abschlusswort

Im dritten Kapitel haben wir uns intensiv mit den Symptomen und der Diagnose von Bluthochdruck befasst. Wir haben gelernt, dass Bluthochdruck oft symptomlos ist und daher als „stiller Killer" bezeichnet wird. Die Bedeutung regelmäßiger Blutdruckmessungen und der Selbstkontrolle mittels der 7x4-Methode wurde betont, um Bluthochdruck frühzeitig zu erkennen und zu überwachen.

Wir haben die verschiedenen Symptome besprochen, die bei Bluthochdruck auftreten können, auch wenn sie unspezifisch sind und durch andere Gesundheitsprobleme verursacht werden können. Des Weiteren haben wir das Punktesystem zur Einschätzung des persönlichen Risikoprofils eingeführt und erläutert, wie die ermittelten Werte genutzt werden können, um eine fundierte Selbsteinschätzung vorzunehmen.

Mit diesen Erkenntnissen sind Sie nun bestens vorbereitet, Ihre Blutdruckwerte im Auge zu behalten und bei Bedarf rechtzeitig Maßnahmen zu ergreifen.

Im nächsten Kapitel werden wir ausführlich über den Arztbesuch und die diagnostischen sowie therapeutischen Aufgaben des Arztes sprechen. Darüber hinaus werden wir die Wichtigkeit der Zusammenarbeit mit Ihrem Arzt hervorheben. Wir werden ebenfalls über die Verlaufskontrolle der Krankheit sowohl durch Sie als Patient als auch durch Ihren Hausarzt sprechen. Damit endet dieses Kapitel und bereitet Sie auf den nächsten wichtigen Schritt vor.

„EASY MED"-Serie
Royal Content Center

Kapitel

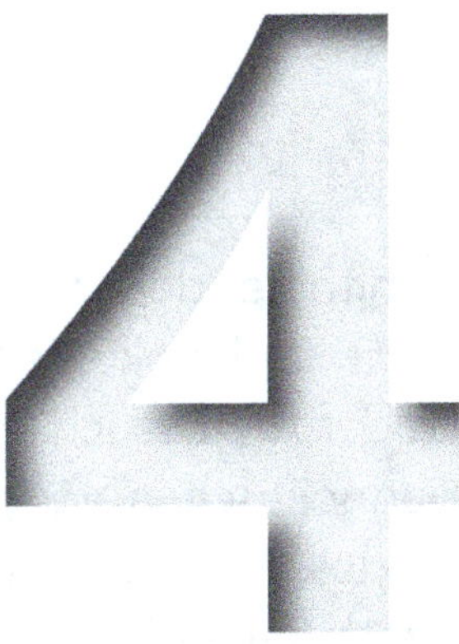

4

Behandlung des Bluthochdrucks:

Was soll jetzt gemacht werden?

Nachdem Sie mithilfe der 7x4-Methode Ihren Blutdruck überwacht und dokumentiert haben, ist der nächste Schritt der Arztbesuch. In diesem Kapitel werden wir die diagnostischen und therapeutischen Aufgaben des Arztes detailliert besprechen. Ein Schwerpunkt liegt dabei auf der Beurteilung der Blutdruckwerte und der Anpassung der Therapie. Darüber hinaus werden wir die wichtigen Aspekte der Verlaufskontrolle durch Sie als Patient und Ihren Hausarzt beleuchten. Regelmäßige Kontrollen und eine enge Zusammenarbeit mit Ihrem Arzt sind entscheidend, um Bluthochdruck effektiv zu managen und langfristige Komplikationen zu vermeiden. Dieses Kapitel bereitet Sie darauf vor, wie Sie und Ihr Arzt gemeinsam die besten Entscheidungen für Ihre Gesundheit treffen können.

4.1. Diagnosemethoden in der Arztpraxis

In der Arztpraxis gibt es mehrere Möglichkeiten zur Diagnose von Bluthochdruck, darunter die einfache Blutdruckmessung und die Langzeit-Blutdruckmessung. Wie bereits in Abschnitt 3.4.1. erklärt, können diese Methoden jedoch keine genaue Diagnose liefern. Die einfache Blutdruckmessung erfolgt während eines einzigen Arztbesuchs und kann durch Faktoren wie Stress und Umgebung beeinflusst werden, was zu ungenauen Ergebnissen führen kann. Die Langzeit-Blutdruckmessung, bei der der Blutdruck über 24 Stunden in regelmäßigen Abständen gemessen wird, bietet zwar detailliertere Informationen, kann jedoch ebenfalls durch die Unannehmlichkeiten des Messgeräts und die damit verbundenen Schlafstörungen beeinträchtigt werden.

Nachdem der Arzt Ihre dokumentierten Werte nach der 7x4-Methode gesehen hat, könnte er diese gängigen Methoden möglicherweise überspringen. Die detaillierten und systematischen Daten der 7x4-Methode bieten eine genauere und realistischere Darstellung Ihres Blutdrucks. Aufgrund dieser verlässlichen Daten kann der Arzt direkt eine geeignete Therapie einleiten oder Ihre bestehende Therapie anpassen, um eine bessere Kontrolle des Bluthochdrucks zu erreichen. Diese Vorgehensweise spart Zeit und ermöglicht eine schnellere und effektivere Behandlung.

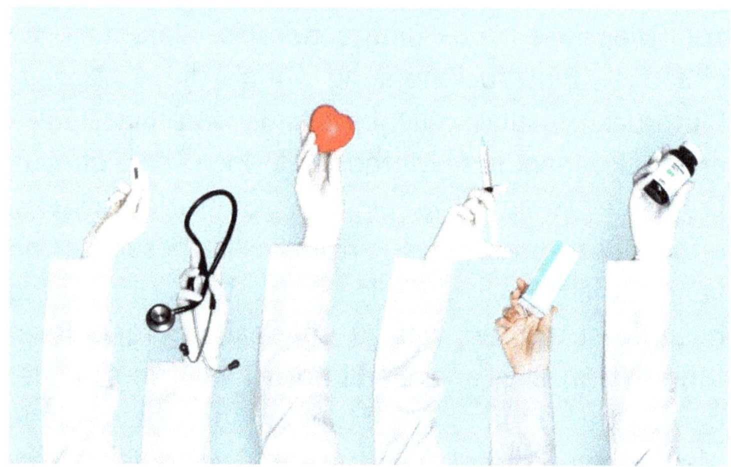

4.2. Aufgaben Ihres Arztes

Nachdem die Blutdruckwerte mittels der 7x4-Methode erfasst und ausgewertet wurden, ist der nächste Schritt die Zusammenarbeit mit dem Arzt. Die Rolle des Arztes bei der Behandlung von Bluthochdruck ist entscheidend, um die Krankheit effektiv zu managen und langfristige Komplikationen zu vermeiden. Nachdem die Diagnose des Bluthochdrucks gestellt wurde, übernimmt der Arzt mehrere wichtige Aufgaben. Diese umfassen die Sicherstellung der Diagnose und die Einstufung des

Schwergrades der Krankheit, die Beurteilung und Optimierung der Risikofaktoren, die Einleitung oder Anpassung der medikamentösen Therapie, die Kontrolle der Endorgane auf mögliche Schäden sowie die Planung einer langfristigen Kontrolle und Anpassung der Therapie. Diese Schritte sind essenziell, um den Blutdruck stabil zu halten und die Gesundheit der Patienten zu schützen. Die Ärzte sind bestens vertraut mit diesen Schritten und werden sie automatisch im Rahmen ihrer Behandlung durchführen. In den folgenden Abschnitten werden diese Aufgaben im Detail beschrieben.

4.2.1. Sicherstellung der Diagnose

Die erste Aufgabe des Arztes ist die Sicherstellung der Diagnose des Bluthochdrucks. Dies umfasst die Bestätigung der erhobenen Blutdruckwerte und die Einstufung des Schweregrades der Erkrankung. Hierfür werden die dokumentierten Blutdruckwerte, die Sie mithilfe der 7x4-Methode erfasst haben, verwendet. Anhand der vorliegenden Daten wird der Arzt den Bluthochdruck in eine der festgelegten Kategorien einordnen (zum Beispiel leicht erhöhtes Blutdruck, oder Grad 1, Grad 2, Grad 3, isolierte systolische oder isolierte diastolische Hypertonie).

Diese Klassifizierung ermöglicht eine fundierte Einstufung, die die Grundlage für weitere

Behandlungen bildet ist entscheidend für die Einleitung der Therapie und für die Erfolgskontrolle ist.

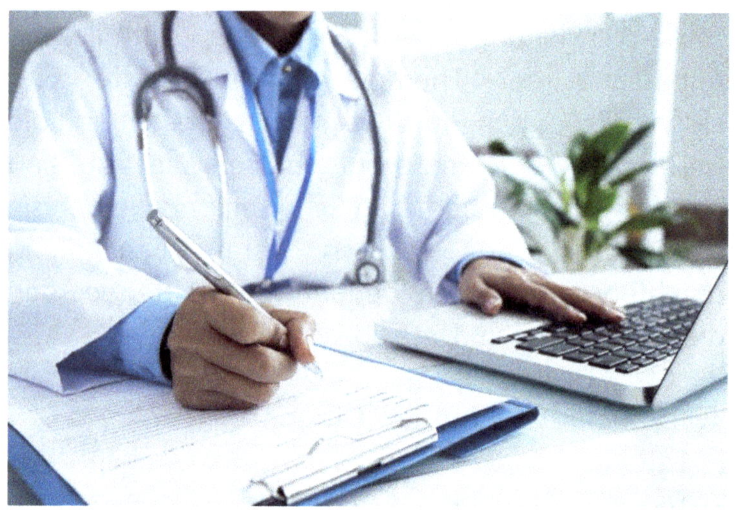

4.2.2. Beurteilung der Risikofaktoren

Der Arzt wird auch die Risikofaktoren beurteilen, die zum Bluthochdruck beitragen können. Dabei werden sowohl die nicht beeinflussbaren Faktoren wie Alter und genetische Veranlagung als auch die beeinflussbaren Faktoren wie Ernährung, Bewegung und Stress berücksichtigt. Der Arzt wird Ihnen helfen, Strategien zu entwickeln, um die beeinflussbaren Risikofaktoren so weit wie möglich zu minimieren. Dies kann Empfehlungen für eine gesündere

Ernährung, regelmäßige körperliche Aktivität und Techniken zur Stressbewältigung beinhalten.

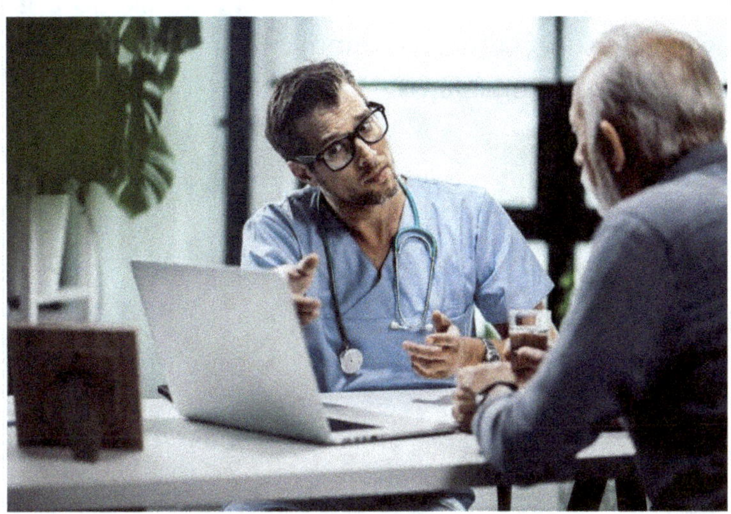

4.2.3. Einleitung einer medikamentösen Therapie (Siehe Abschnitt 4.6.)

Falls erforderlich, wird der Arzt eine medikamentöse Therapie einleiten. Bei Patienten, die bereits unter Therapie stehen, wird die bestehende Medikation überprüft und gegebenenfalls angepasst, um eine optimale Blutdruckkontrolle zu gewährleisten. Die Wahl der Medikamente und deren Dosierung hängt vom Schweregrad des Bluthochdrucks und den individuellen Bedürfnissen des Patienten ab, und Ihr Arzt wird verschiedene Medikamente in Betracht ziehen, die auf Ihre spezifischen Bedürfnisse und den Schweregrad Ihres Bluthochdrucks abgestimmt sind. Eine regelmäßige Überprüfung und Anpassung der Medikation ist wichtig, um die bestmöglichen Behandlungsergebnisse zu erzielen.

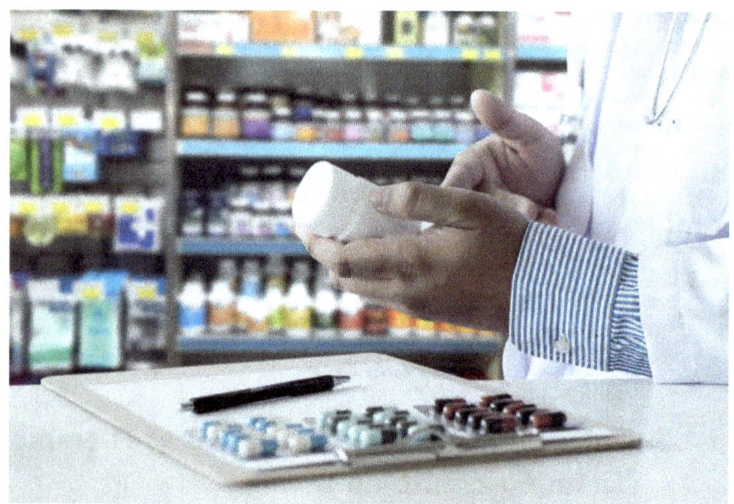

4.2.4. Kontrolle der Endorgane

Bluthochdruck kann schwerwiegende Komplikationen und Schäden an wichtigen Organen wie Gehirn, Herz und Nieren verursachen (**„Endorganschäden"**, siehe Abschnitt 4.4.). Der Arzt wird daher regelmäßige Untersuchungen durchführen, um sicherzustellen, dass diese Organe nicht beeinträchtigt sind. Dies kann bildgebende Verfahren, EKG, Belastungs-EKG (Ergometrie),

Herzultraschalluntersuchung, Bluttests, Urintests und andere diagnostische Maßnahmen umfassen, um frühzeitig Anzeichen von Organschäden zu erkennen und entsprechende Maßnahmen zu ergreifen.

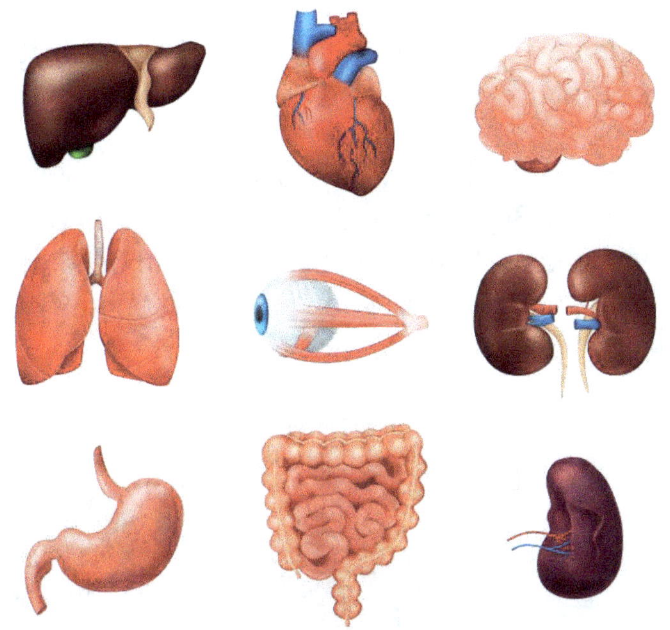

4.2.5. Langfristige Kontrolle und Überwachung

Langfristige Kontrolle des Bluthochdrucks, eine laufenden Anpassung und Optimierung der Therapie, sowie eine rechtszeitige Erkennung und Behandlung der Endorganschäden sind entscheidend für das Management des Bluthochdrucks. Der Arzt wird regelmäßige Nachsorgetermine einplanen, um sicherzustellen, dass der Blutdruck kontinuierlich überwacht und die Therapie bei Bedarf laufend angepasst und optimiert wird. Bei Anzeichen von Endorganschäden wird der Arzt geeignete Behandlungsstrategien entwickeln, um diese Schäden zu minimieren und die Lebensqualität zu verbessern.

Durch die enge Zusammenarbeit mit Ihrem Arzt und die regelmäßige Überwachung Ihrer Gesundheit können Sie die Kontrolle über Ihren Bluthochdruck behalten und das Risiko von Komplikationen erheblich reduzieren.

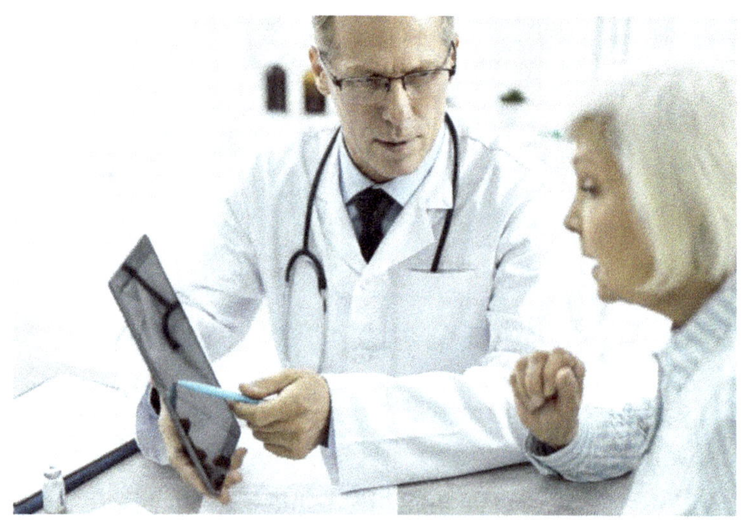

4.3. Ihre eigene Aufgaben

Sie haben durch die Erfassung Ihres Risikoprofils und Ihrer Risikofaktoren-Punktzahl sowie mithilfe der gemessenen Blutdruckwerte und berechneten Mittelwerte in Tabelle 3.1 eine hervorragende **Vorarbeit** geleistet. Nun ist es an der Zeit, den Rest dem Arzt zu überlassen. Der Arzt wird sich um drei wesentliche Aufgaben kümmern:

- die Beurteilung Ihrer Situation und die Einstufung des Bluthochdrucks,

- die Einleitung oder Optimierung einer medikamentösen Therapie,

- die Kontrolle der eventuellen Komplikationen durch den Bluthochdruck.

Durch Ihre sorgfältige Dokumentation und Vorbereitung haben Sie den Grundstein für eine fundierte Diagnose und effektive Behandlung gelegt.

Ihre Aufgabe als Patient ist jedoch noch nicht beendet. Da Bluthochdruck eine chronische Krankheit und ein lebenslanger Begleiter ist und sich Ihr Risikoprofil im Laufe der Zeit ständig ändern kann, sollten Sie nach jeder großen Änderung Ihrer gesundheitlichen Situation, wie zum Beispiel dem Auftreten einer neuen chronischen Krankheit, oder nach Änderungen in Ihrem Risikofaktorenprofil, wie zum Beispiel einer Gewichtszunahme oder -abnahme, **zwei wichtige Aufgaben** erledigen:

- **Erstens:** Kontrollieren Sie Ihr Risikoprofil erneut und berechnen Sie Ihre Risiko-Punktzahl. Versuchen Sie, die beeinflussbaren Risikofaktoren so weit wie möglich zu reduzieren.

- **Zweitens:** Messen Sie erneut über eine Woche Ihre Blutdruckwerte und dokumentieren Sie erneut die gemessene Werte sowie die berechnete Durchschnittswerte in die Tabelle 3.1 der "7x4-Methode".

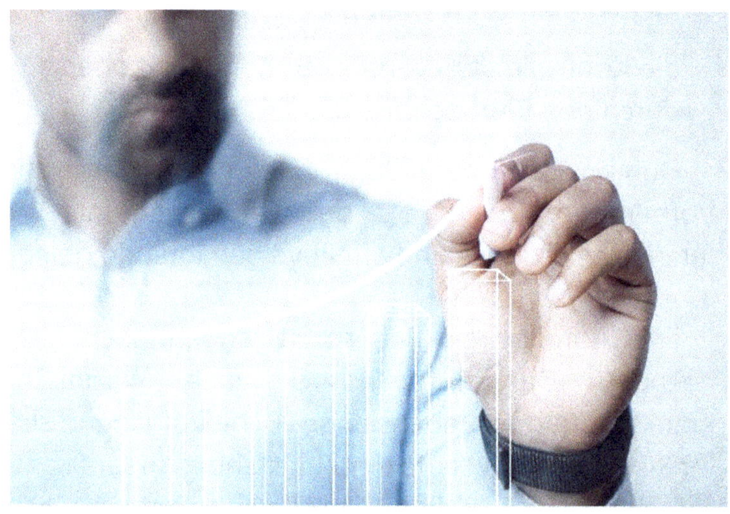

Selbst wenn keine großen Änderungen in Ihrer gesundheitlichen Situation auftreten, sollten Sie diese beiden Aufgaben in regelmäßigen Abständen, je nach Schweregrad der Krankheit, alle 3, 6 oder 12 Monate erneut erledigen.

Wenn Sie bei diesen Folgekontrollen trotz bestehender Therapie Abweichungen in den Blutdruckwerten nach der 7x4-Methode feststellen, sollten Sie erneut zum Arzt gehen und Ihre Therapie optimieren lassen.

Durch diese kontinuierliche Selbstkontrolle und Anpassung der Therapie durch den Arzt, können Sie Ihren Bluthochdruck deutlich besser im Griff behalten und langfristige Komplikationen vermeiden.

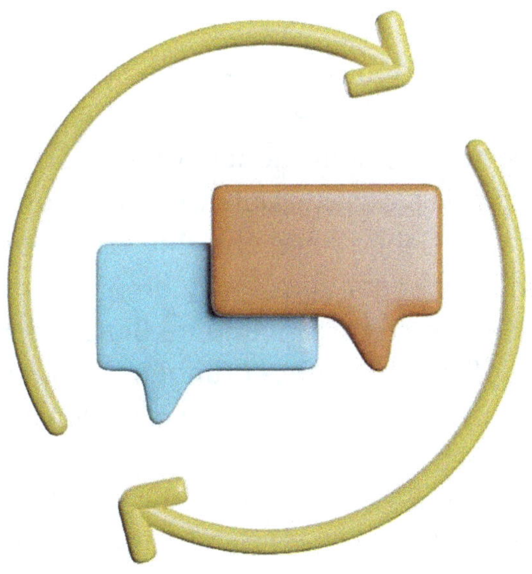

4.4. Langfristige Komplikationen ("Endorganschäden")

Wie bereits am Anfang dieses Buches erläutert, können wir das Herzkreislaufsystem des Körpers mit dem Wasserleitungssystem einer Stadt vergleichen. Wenn der Druck im Wasserleitungssystem einer Stadt zu hoch wird, sind es nicht die dickeren Hauptrohre, die primär beschädigt werden, sondern die kleineren Endrohre in den Häusern mit ihren deutlich dünneren Wänden, die beschädigt werden oder platzen. Ähnlich verursacht Bluthochdruck den maximalen Schaden in den kleineren Arterien des Körpers, insbesondere im Gehirn, im Herz und in den Nieren.

Im Gehirn: Bluthochdruck kann schwerwiegende Komplikationen im Gehirn verursachen. Eine der bekanntesten Komplikationen ist der Schlaganfall, der durch eine plötzliche Durchblutungsstörung oder Blutung im Gehirn entsteht und zu dauerhaften Schäden oder sogar zum Tod führen kann. Darüber hinaus können chronisch erhöhte Blutdruckwerte zu kleinen Durchblutungsstörungen führen, die schleichend das Gehirngewebe schädigen und zu intellektuellen Problemen sowie einer zunehmenden Demenz führen können. Diese stillen Schäden sind besonders gefährlich, weil sie oft unbemerkt bleiben, bis deutliche Symptome auftreten.

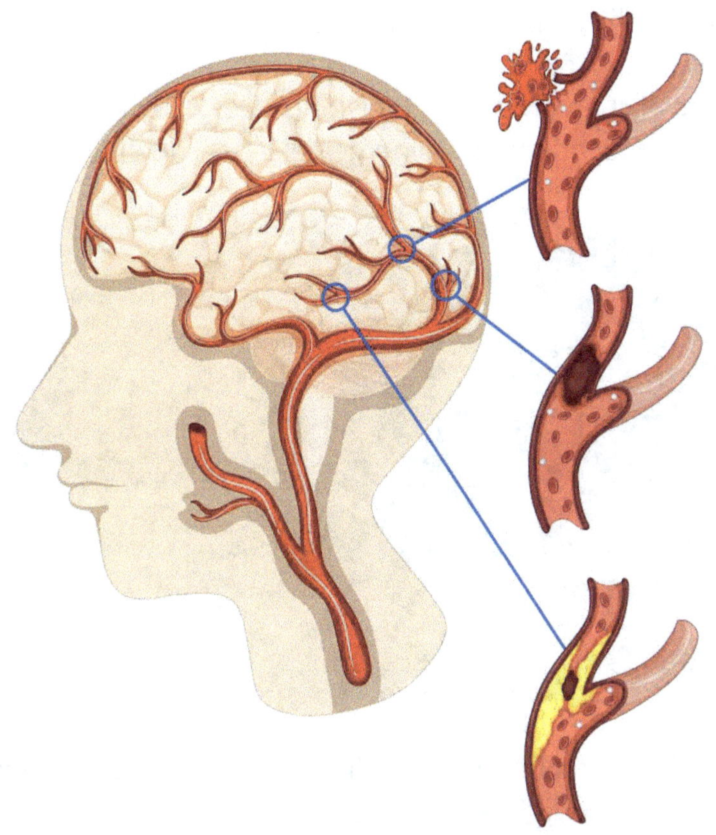

Im Herz: Das Herz ist ein weiteres Organ, das stark unter dauerhaft hohem Blutdruck leidet. Bluthochdruck kann die Arterien, die das Herz mit Blut versorgen, verengen und verhärten, was das Risiko eines Herzinfarkts erhöht. Auch ohne einen akuten Herzinfarkt können kontinuierlich hohe Blutdruckwerte kleine Durchblutungsprobleme im Herzmuskel verursachen, die zu einer zunehmenden

Herzschwäche und schließlich zum Herzversagen führen können. Diese schleichenden Schäden schwächen die Pumpleistung des Herzens und beeinträchtigen die allgemeine Lebensqualität.

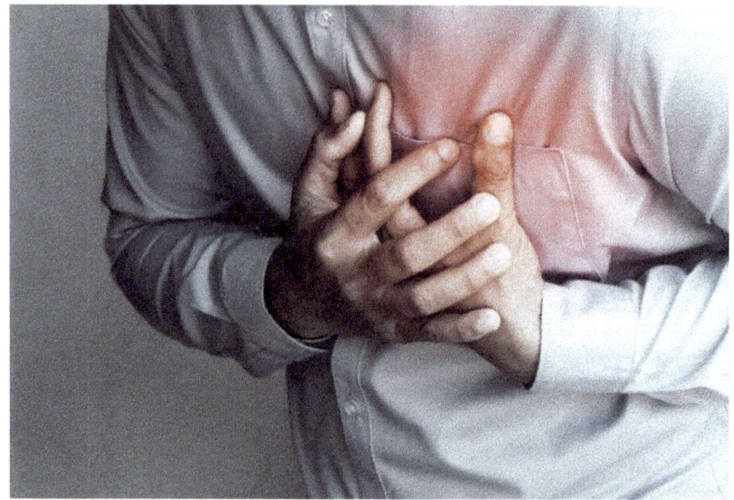

In den Nieren: Die Nieren sind ebenfalls stark betroffen, da ihre feinen Gefäßstrukturen besonders empfindlich auf hohen Blutdruck reagieren. Bluthochdruck kann die kleinen Blutgefäße in den Nieren beschädigen und deren Fähigkeit zur Blutfiltration beeinträchtigen. Dies führt zu einer zunehmenden Nierenschwäche und kann letztlich zum Nierenversagen führen, was eine Dialyse oder eine Nierentransplantation erforderlich machen kann. Diese schleichende Verschlechterung der Nierenfunktion bleibt oft lange unbemerkt, da die

Symptome erst in fortgeschrittenen Stadien offensichtlich werden.

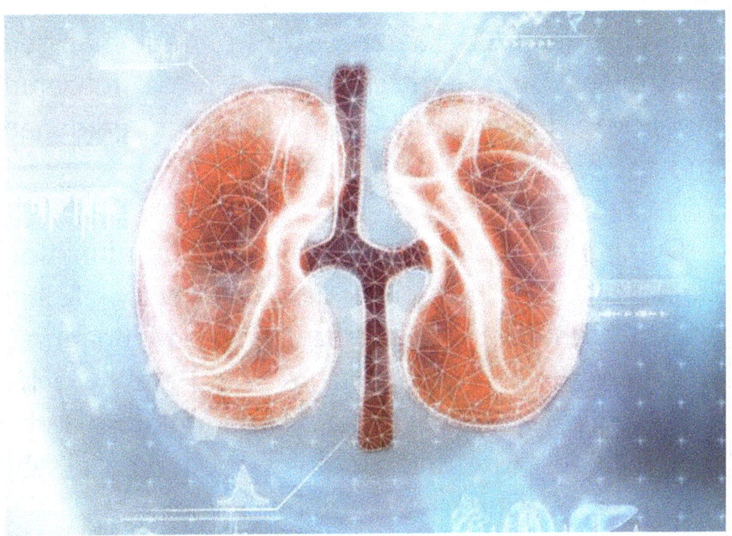

Bluthochdruck ist daher nicht nur ein isoliertes Problem des Blutdrucks, sondern eine systemische Erkrankung, die das gesamte Gefäßsystem betrifft und langfristig schwere Schäden an wichtigen Organen verursachen kann. Eine frühzeitige Diagnose und konsequente Behandlung sind entscheidend, um diese Komplikationen zu verhindern.

Aufgrund der oben genannten Komplikationen ist es dringend notwendig, sowohl bei jedem neu diagnostizierten Bluthochdruck als auch in regelmäßigen Abständen danach, zum Beispiel je nach Schweregrad der Krankheit alle 6, 12 oder 24 Monate, die Herzpumpfunktion und die Nierenfunktion durch den behandelnden Arzt kontrollieren zu lassen. Diese regelmäßigen Kontrollen sind entscheidend, um frühzeitig mögliche Schäden an Herz und Nieren zu erkennen und entsprechend zu behandeln.

Durch die Überwachung der Herzpumpfunktion kann der Arzt sicherstellen, dass das Herz weiterhin effektiv arbeitet und rechtzeitig Maßnahmen ergreifen, falls Anzeichen einer Herzschwäche auftreten. Die Kontrolle der Nierenfunktion durch regelmäßige Blut- und Urintests ist ebenfalls sehr wichtig. Dadurch werden einerseits die Stoffwechselendprodukte im Blut kontrolliert und andererseits die Filtrationsrate der Nieren überwacht. Dies ermöglicht es, frühzeitig auf eine mögliche Verschlechterung der Nierenfunktion zu reagieren.

Diese präventiven Maßnahmen sind essenziell, um die langfristigen Komplikationen des Bluthochdrucks zu minimieren und die Lebensqualität der Patienten zu erhalten.

4.5. Nicht medikamentöse Therapie

Die nicht-medikamentöse Therapie von Bluthochdruck spielt eine ebenso entscheidende Rolle wie die medikamentöse Behandlung bei der Kontrolle, Regulation und Reduzierung von Risikofaktoren. Sie kann oft die Notwendigkeit einer medikamentösen Therapie verringern oder sie ergänzen und ist unverzichtbar für eine ganzheitliche Behandlung des Bluthochdrucks. Im Folgenden sind die wichtigsten Maßnahmen aufgeführt, die empfohlen werden:

1. Ernährungsumstellung:

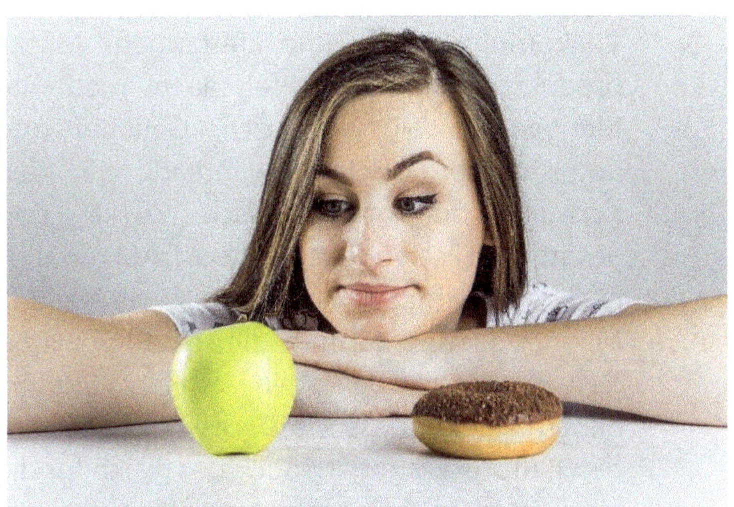

- **Salzreduktion:** Die Reduzierung der Salzaufnahme kann den Blutdruck signifikant senken. Ziel ist es, weniger als 5-6 Gramm Salz pro Tag zu konsumieren.

- **Erhöhung des Obst- und Gemüsekonsums:** Eine Ernährung, die reich an Obst, Gemüse, Vollkornprodukten und fettarmen Proteinen ist, kann helfen, den Blutdruck zu kontrollieren.

- **„DASH-Diät":** Die DASH-Diät („Dietary Approaches to Stop Hypertension") ist eine speziell entwickelte Ernährungsweise, die den Blutdruck senken soll. Diese Diät betont den regelmäßigen Verzehr von Obst, Gemüse, Vollkornprodukten und fettarmen Milchprodukten. Sie beinhaltet auch moderate Mengen an Nüssen, Fisch, Geflügel und ungesättigten Fetten, während sie den Konsum von rotem Fleisch, Zucker und gesättigten Fetten reduziert. Die DASH-Diät ist reich an wichtigen Nährstoffen wie Kalium, Magnesium und Kalzium, die alle zur Senkung des Blutdrucks beitragen können. Studien haben gezeigt, dass die DASH-Diät nicht nur den Blutdruck, sondern auch das Risiko für die Herz-Kreislauf-Erkrankungen insgesamt verringern kann.

2. Gewichtsreduktion:

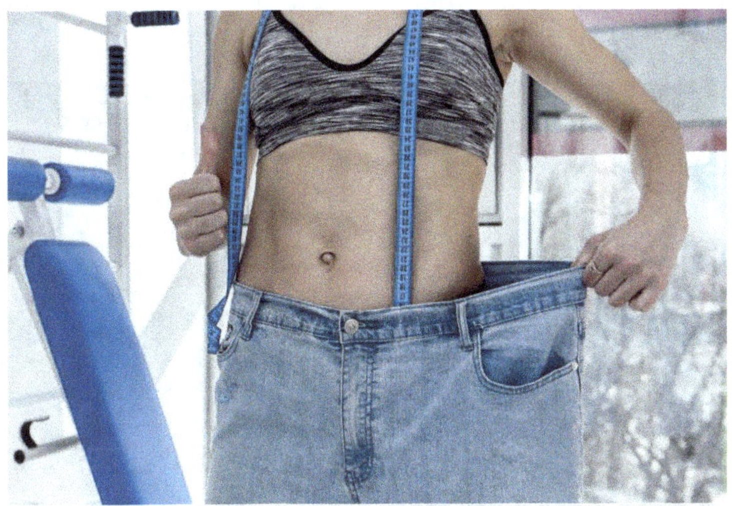

- Übergewicht und Adipositas sind starke Risikofaktoren für Bluthochdruck. Schon eine moderate Gewichtsabnahme von 5-10% des Körpergewichts kann den Blutdruck senken. Dies zeigt die Bedeutung eines gesunden Gewichts für die Herz-Kreislauf-Gesundheit.

3. Regelmäßige körperliche Aktivität:

- **Ausdauertraining:** Aktivitäten wie zügiges Gehen, Joggen, Schwimmen oder Radfahren für mindestens 150 Minuten pro Woche können den Blutdruck senken.

- **Krafttraining:** Ergänzende Kraftübungen an zwei oder mehr Tagen der Woche können ebenfalls vorteilhaft sein.

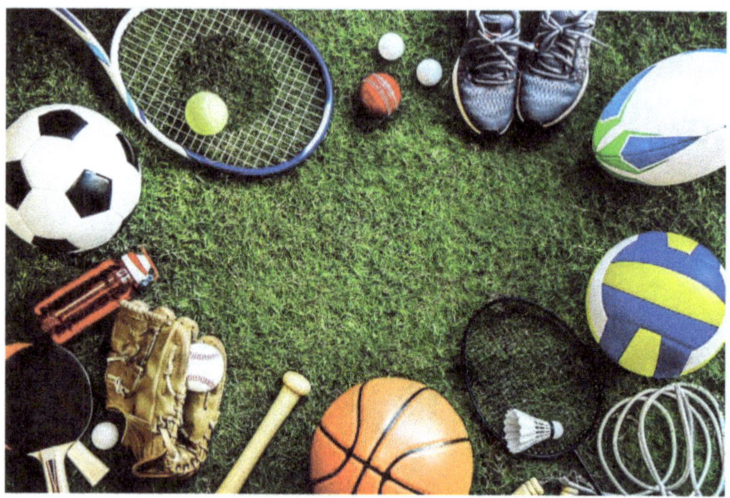

4. Stressmanagement:

- **Entspannungstechniken:** Techniken wie Meditation, Yoga, progressive Muskelentspannung und tiefe Atemübungen können helfen, den Blutdruck zu senken.

- **Zeitmanagement und Pausen:** Regelmäßige Pausen und ein gutes Zeitmanagement können helfen, Stress im Alltag zu reduzieren.

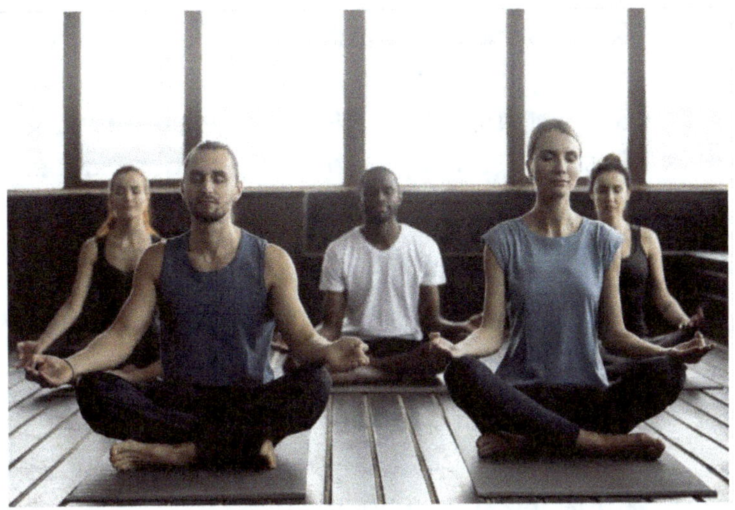

5. Reduktion des Alkohol- und Tabakkonsums:

- **Alkoholkonsum:** Reduzierung des Alkoholkonsums auf maximal ein Getränk pro Tag für Frauen und zwei Getränke pro Tag für Männer kann den Blutdruck senken.

- **Rauchstopp:** Rauchen erhöht den Blutdruck und das Risiko von Herz-Kreislauf-Erkrankungen. Ein Rauchstopp ist daher eine der wichtigsten Maßnahmen.

6. Schlaf und Schlafapnoe-Behandlung:

- **Guter Schlaf:** Ausreichender und erholsamer Schlaf ist wichtig für die Blutdruckkontrolle.

- **Schlafapnoe-Behandlung:** Falls eine Schlafapnoe diagnostiziert wird, kann deren Behandlung durch CPAP-Geräte (Continuous Positive Airway Pressure) oder andere Maßnahmen den Blutdruck verbessern.

7. Regelmäßige Blutdruckkontrolle:

- Selbstkontrolle des Blutdrucks zu Hause mit der 7x4-Methode kann helfen, den Blutdruck besser zu überwachen und Veränderungen frühzeitig zu erkennen.

8. Einschränkung des Koffeinkonsums:

- Übermäßiger Koffeinkonsum kann den Blutdruck erhöhen. Eine Reduzierung auf moderate Mengen kann hilfreich sein.

Diese nicht medikamentösen Maßnahmen sind integraler Bestandteil der Bluthochdrucktherapie und sollten von jedem Patienten berücksichtigt werden. Durch die Kombination dieser Maßnahmen können Sie aktiv zur Kontrolle Ihres Blutdrucks beitragen und das Risiko von Komplikationen erheblich reduzieren.

4.6. Medikamentöse Therapie

Die medikamentöse Therapie des Bluthochdrucks besteht aus zwei Hauptgruppen von Medikamenten: Basismedikamente und Notfallmedikamente. Diese beiden Gruppen haben unterschiedliche Ziele und Anwendungen, sind jedoch beide entscheidend für die effektive Kontrolle des Blutdrucks.

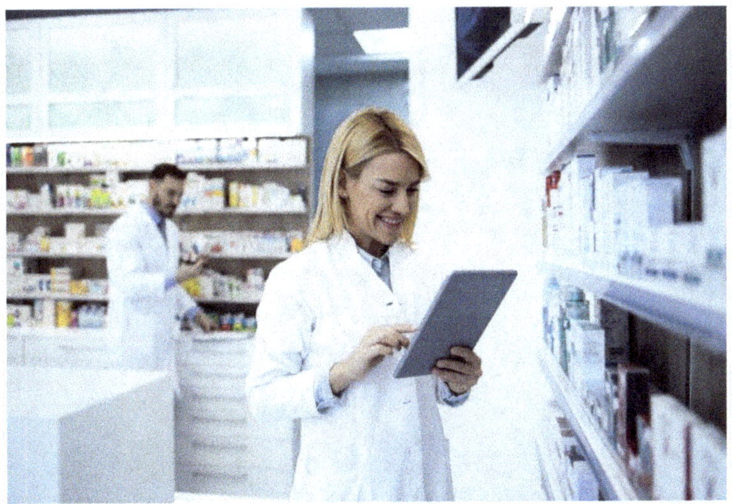

Alle insulinabhängigen Diabetiker, die gut geschult sind, wissen, dass sie zusätzlich zu ihren regelmäßigen Insulindosen bei einem unerwarteten Anstieg des Blutzuckers eine Extra-Dosis Insulin spritzen sollen, um diese Blutzucker-Entgleisung zu kontrollieren. Ähnlich sollten Bluthochdruck-Patienten zusätzlich zu ihren **„Basismedikamenten"**

„Notfallmedikamente" verschrieben bekommen, um im Fall einer Blutdruck-Entgleisung (hypertensive Entgleisung) den Blutdruck schnell senken zu können. Diese Medikamente wirken im Gegensatz zur Basismedikamenten, sehr schnell, innerhalb von Minuten, und ihre Wirkung hält nur kurz an, von einigen Minuten bis zu einigen Stunden. Sie werden in Form von Zerbeißkapseln oder Sprays unter die Zunge verabreicht.

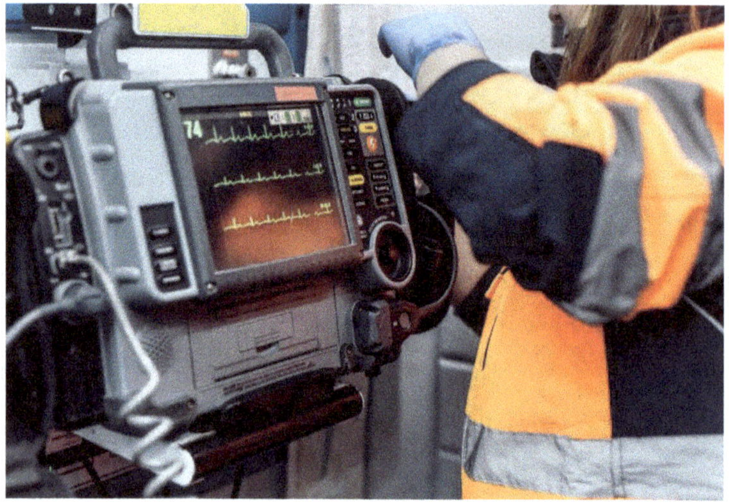

1. **Basismedikamente:** Diese Medikamente sind für die tägliche Einnahme vorgesehen und bilden das Rückgrat der Bluthochdrucktherapie. Sie sind langwirkende Medikamente und wirken kontinuierlich, um den Blutdruck im normalen Bereich zu halten und das Risiko von Komplikationen

zu minimieren. Zu den Basismedikamenten gehören verschiedene Klassen von Antihypertensiva wie ACE-Hemmer, Angiotensin-II-Rezeptorblocker, Beta-blocker, Kalziumkanalblocker und Diuretika. Eine optimale Therapie kann durch die Kombination von Medikamenten aus verschiedenen der oben genannten Klassen erreicht werden. Die Auswahl des geeigneten Basismedikaments hängt vom individuellen Gesundheitszustand des Patienten, den Begleiterkrankungen und den spezifischen Blutdruckwerten ab. Der Arzt wird die Therapie regelmäßig überprüfen und anpassen, um sicherzustellen, dass der Blutdruck optimal kontrolliert wird.

2. Notfallmedikamente: Diese Medikamente sind speziell für die Anwendung bei hypertensiven Entgleisungen vorgesehen, also bei plötzlich stark erhöhten Blutdruckwerten, die eine sofortige Senkung erfordern. Notfallmedikamente wirken schnell und haben eine kurze Wirkungsdauer. Sie werden oft in Form von Zerbeißkapseln oder Sprays unter die Zunge verabreicht, um eine rasche Aufnahme und Wirkung zu gewährleisten. Diese Medikamente sind eine wichtige und unvermeidliche Ergänzung zur täglichen Therapie und helfen, akute Blutdruckspitzen effektiv zu kontrollieren.

Durch die Kombination von Basismedikamenten und Notfallmedikamenten kann der Blutdruck sowohl langfristig als auch in akuten Situationen wirksam kontrolliert werden. Dies ist entscheidend, um die Gesundheit zu schützen und das Risiko von schwerwiegenden Komplikationen wie Herzinfarkt und Schlaganfall zu reduzieren.

Selbstverständlich spielt eine gute Schulung der Patienten für die regelmäßige Einnahme von Basismedikamenten sowie die kluge und richtige Verwendung der Notfallmedikamente eine sehr wichtige Rolle. In diesem Buch werden Sie umfassend über alle Aspekte des Bluthochdrucks informiert. Das gewonnene Wissen können Sie täglich anwenden, um Ihre Gesundheit zu verbessern und Ihre Lebensqualität trotz Bluthochdruck zu optimieren.

4.6.1. Basismedikamente für Dauertherapie

Basismedikamente sind die Grundlage der medikamentösen Therapie für Bluthochdruck. Diese Medikamente werden täglich eingenommen und helfen, den Blutdruck kontinuierlich im normalen Bereich zu halten. Es gibt verschiedene Klassen von Bluthochdruck-Medikamenten, die jeweils auf unterschiedliche Weise wirken. Die Wahl des richtigen Medikaments hängt von verschiedenen Faktoren ab, darunter der allgemeine

Gesundheitszustand des Patienten, Begleit-erkrankungen und individuelle Reaktionen auf die Behandlung. Im Folgenden stellen wir die wichtigsten Klassen von Basismedikamenten vor.

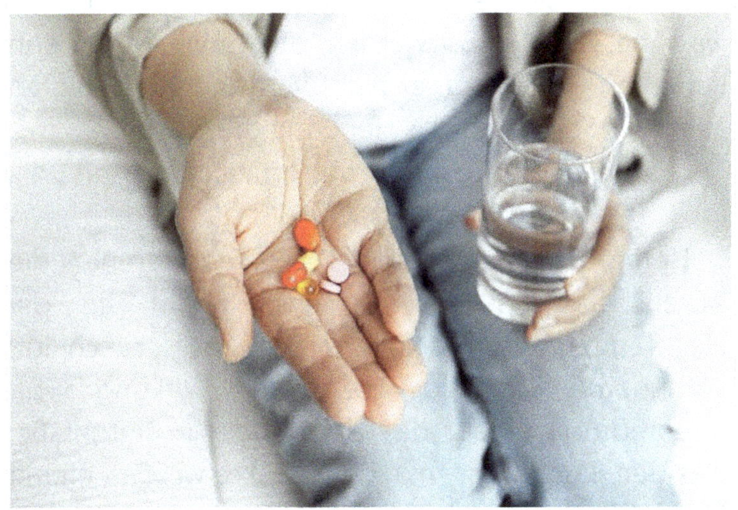

ACE-Hemmer: ACE-Hemmer (Angiotensin-Converting-Enzyme-Hemmer) helfen, die Blutgefäße zu entspannen und dadurch den Blutdruck zu senken. Sie blockieren ein Enzym, das den Blutdruck erhöht, und fördern die Erweiterung der Blutgefäße, was den Blutdruck senkt. ACE-Hemmer werden häufig bei Patienten mit Herzproblemen oder Nierenerkrankungen eingesetzt, da sie zusätzlichen Schutz für das Herz und die Nieren bieten können.

- **Beispiele:** Lisinopril, Enalapril, Ramipril

Angiotensin-II-Rezeptorblocker: Angiotensin-II-Rezeptorblocker (ARBs) wirken ähnlich wie ACE-Hemmer, indem sie die Wirkung eines Hormons blockieren, das die Blutgefäße verengt. Dadurch bleiben die Blutgefäße entspannt und der Blutdruck wird gesenkt. ARBs werden oft verwendet, wenn Patienten ACE-Hemmer nicht vertragen, und bieten ebenfalls Schutz für das Herz und die Nieren.

- **Beispiele:** Losartan, Valsartan, Irbesartan

Betablocker: Betablocker reduzieren die Arbeitsbelastung des Herzens, indem sie die Herzfrequenz und die Kraft, mit der das Herz schlägt, verringern. Sie blockieren die Wirkung von Stresshormonen auf das Herz und die Blutgefäße, was den Blutdruck senkt. Betablocker werden häufig bei Patienten mit Herzproblemen wie Angina oder Herzrhythmusstörungen eingesetzt.

- **Beispiele:** Metoprolol, Atenolol, Bisoprolol

Kalziumkanalblocker: Kalziumkanalblocker verhindern, dass Kalzium in die Muskelzellen der Herz- und Blutgefäße gelangt. Dadurch entspannen sich die Blutgefäße und der Blutdruck wird gesenkt. Diese Medikamente sind besonders nützlich für Patienten mit Angina oder bestimmten Arten von Herzrhythmusstörungen und bieten eine effektive Möglichkeit, den Blutdruck zu kontrollieren.

- **Beispiele:** Amlodipin, Nifedipin, Verapamil

Diuretika: Diuretika, auch als "Wassertabletten" bekannt, helfen dem Körper, überschüssiges Salz und Wasser auszuscheiden. Dies verringert das Blutvolumen und senkt den Blutdruck. Diuretika sind oft die erste Wahl bei der Behandlung von Bluthochdruck und können in Kombination mit anderen Blutdruckmedikamenten verwendet werden, um die Wirksamkeit zu erhöhen.

- **Beispiele:** Hydrochlorothiazid (HCT), Furosemid, Spironolacton

Alpha-Blocker: Alpha-Blocker entspannen bestimmte Muskeln und helfen den kleinen Blutgefäßen, offen zu bleiben. Sie wirken, indem sie die Wirkung von Hormonen blockieren, die die Blutgefäße verengen. Alpha-Blocker werden manchmal in Kombination mit anderen Medikamenten verschrieben, wenn andere Therapien den Blutdruck nicht ausreichend kontrollieren.

- **Beispiele:** Doxazosin, Prazosin, Terazosin

Zentrale Alpha-Agonisten: Zentrale Alpha-Agonisten wirken auf das zentrale Nervensystem, um die Blutgefäße zu entspannen und den Blutdruck zu senken. Sie werden oft verschrieben, wenn andere Blutdruckmedikamente nicht ausreichend wirksam sind oder bei bestimmten Patientenbedingungen, die eine spezifische Behandlung erfordern.

- **Beispiele:** Clonidin, Methyldopa, Guanfacin

Diese verschiedenen Klassen von Basismedikamenten bieten eine breite Palette von Möglichkeiten zur effektiven Kontrolle des Bluthochdrucks. Ihr Arzt wird die am besten geeignete Therapie für Ihre spezifischen Bedürfnisse auswählen und diese regelmäßig überprüfen, um sicherzustellen, dass Ihr Blutdruck optimal kontrolliert wird.

4.6.2. Notfallmedikamente für Entgleisungen

Notfallmedikamente sind entscheidend für die Behandlung von Bluthochdruck-Entgleisungen, bei denen der Blutdruck plötzlich stark ansteigt und sofortige Maßnahmen ergriffen werden müssen, um schwerwiegende Komplikationen zu vermeiden. Diese Medikamente wirken schnell, um den Blutdruck innerhalb von Minuten zu senken, und werden typischerweise als Ergänzung zur täglichen Basismedikation verschrieben. Hier sind die wichtigsten Klassen von Notfallmedikamenten, die bei Bluthochdruck-Entgleisungen eingesetzt werden, sowie einige Beispiele für jedes.

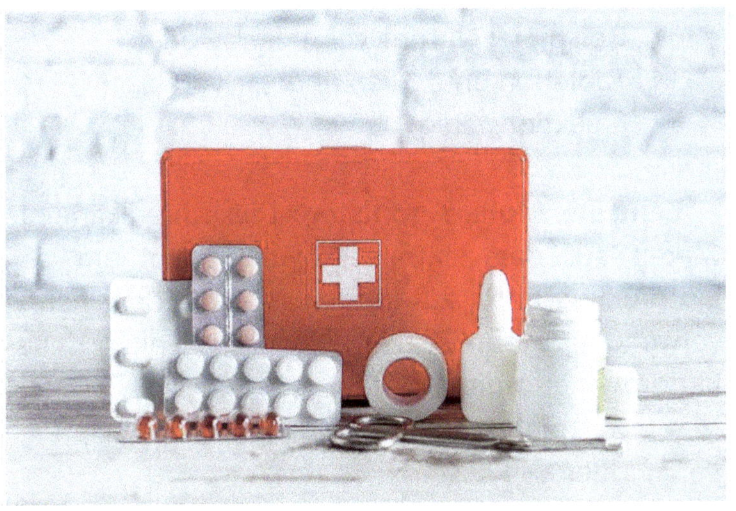

Schnell wirkende Kalziumkanalblocker: Diese Medikamente helfen, die Blutgefäße zu entspannen und erweitern sie, um den Blutdruck schnell zu senken. Sie sind besonders nützlich in akuten Situationen, da sie innerhalb weniger Minuten wirken.

- **Beispiele:** Nifedipin (Zerbeißkapseln), Amlodipin (in flüssiger Form)

Vasodilatatoren: Vasodilatatoren wirken direkt auf die glatten Muskeln der Blutgefäße und erweitern sie, wodurch der Blutdruck schnell gesenkt wird. Diese Medikamente sind sehr effektiv bei hypertensiven Krisen und werden oft in Form von Sprays oder sublingualen Tabletten verwendet.

- **Beispiele:** Nitroglycerin (Spray oder Tabletten unter die Zunge), Hydralazin (injektionsfähig)

Zentrale Alpha-Agonisten: Diese Medikamente wirken auf das zentrale Nervensystem, um den Blutdruck schnell zu senken. Sie werden häufig verwendet, wenn eine sofortige Senkung des Blutdrucks erforderlich ist.

- **Beispiele:** Clonidin (sublinguale Tabletten oder als Pflaster)

ACE-Hemmer: Einige ACE-Hemmer können in akuten Situationen verwendet werden, um den Blutdruck schnell zu senken. Diese Medikamente helfen, die Blutgefäße zu entspannen und den Blutdruck zu senken.

- **Beispiele:** Captopril (Zerbeißtabletten)

Betablocker: Schnell wirkende Betablocker können verwendet werden, um die Herzfrequenz und die Kontraktionskraft des Herzens zu reduzieren, was zu einer schnellen Senkung des Blutdrucks führt.

- **Beispiele:** Esmolol (intravenös), Labetalol (intravenös)

Diese verschiedenen Klassen von Notfallmedikamenten bieten eine effektive Möglichkeit,

Bluthochdruck-Entgleisungen schnell zu kontrollieren. Ihr Arzt wird Ihnen die am besten geeigneten Notfallmedikamente verschreiben und Sie in deren Anwendung schulen, um sicherzustellen, dass Sie im Falle einer Entgleisung gut vorbereitet sind.

Abschlusswort

Im vierten Kapitel haben wir umfassend über die verschiedenen Aspekte der Diagnose und Behandlung von Bluthochdruck gesprochen. Wir haben die Bedeutung regelmäßiger Blutdruckkontrollen hervorgehoben, insbesondere durch die Anwendung der 7x4-Methode, die es ermöglicht, ein genaues und realistisches Bild des eigenen Blutdrucks zu erhalten. Wir haben auch die wesentlichen Aufgaben des Arztes besprochen, einschließlich der Sicherstellung der Diagnose, der Einstufung des Schweregrades, der Beurteilung der Risikofaktoren, der Einleitung und Optimierung der medikamentösen Therapie sowie der Kontrolle und Prävention von Endorganschäden.

Darüber hinaus haben wir die verschiedenen Klassen von Basismedikamenten kennengelernt, die täglich eingenommen werden, um den Blutdruck kontinuierlich zu kontrollieren, sowie die Notfallmedikamente, die bei hypertensiven Entgleisungen schnell wirken, um akute Blutdruckspitzen zu senken.

Mit diesem Wissen sind Sie nun gut vorbereitet, um Ihren Blutdruck im Alltag besser zu verstehen und zu kontrollieren. Es ist wichtig, dass Sie regelmäßig Ihre Blutdruckwerte überprüfen, Ihre Risikofaktoren überwachen und in enger Zusammenarbeit mit Ihrem Arzt Ihre Therapie optimieren.

Im nächsten Kapitel "Leben mit Bluthochdruck: Alltagsstrategien für ein gesünderes Leben trotz Bluthochdruck" werden wir uns darauf konzentrieren, wie Sie trotz Bluthochdruck ein gesundes und erfülltes Leben führen können. Wir werden praktische Strategien und Tipps besprechen, die Ihnen helfen, Ihren Blutdruck im Alltag zu managen und Ihre Lebensqualität zu verbessern. Bleiben Sie dran und erfahren Sie, wie Sie durch bewusste Lebensstiländerungen und positive Gewohnheiten Ihre Gesundheit weiter stärken können.

Kapitel

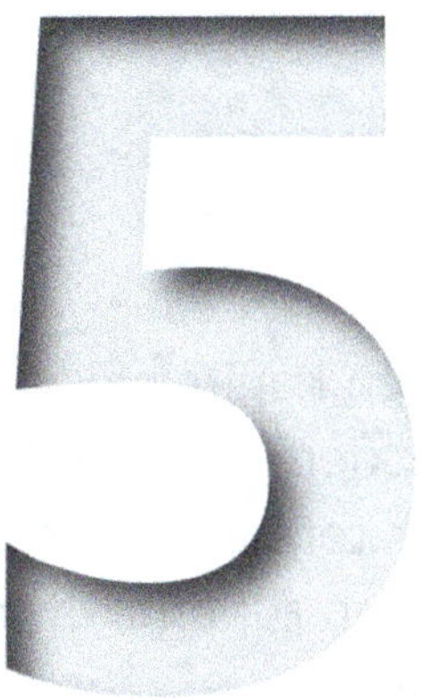

Mögliche Komplikationen und Folgen des Bluthochdrucks

Was passiert, wenn ich nichts tue?

In den vorherigen Kapiteln wurden Sie umfassend über die Grundlagen des Bluthochdrucks, seine Ursachen, Risikofaktoren, Diagnosemethoden sowie die wichtigen Schritte zur effektiven Behandlung und Prävention informiert.

**Sie haben alles gelernt,
was Ihr Hausarzt Ihnen mitteilen wollte,
aber aufgrund von Zeitmangel
möglicherweise nicht ansprechen konnte.**

Doch ebenso wichtig ist es, die möglichen Komplikationen und langfristigen Folgen eines nicht oder schlecht kontrollierten Bluthochdrucks zu verstehen.

Bisher haben wir Bluthochdruck als eigenständige Erkrankung mit verschiedenen Risikofaktoren kennengelernt. Es ist jedoch ebenso wichtig zu verstehen, dass Bluthochdruck selbst ein bedeutender Risikofaktor für eine Vielzahl schwerwiegender gesundheitlicher Probleme darstellt. Wenn Bluthochdruck nicht rechtzeitig erkannt, behandelt und optimal eingestellt wird, kann dies zu erheblichen Schäden an lebenswichtigen Organen führen und die Lebensqualität stark beeinträchtigen.

Die Gefahren eines nicht optimal eingestellten Bluthochdrucks lassen sich in zwei Hauptkategorien unterteilen:

- **Langfristige progrediente Komplikationen und Endorganschäden:** Diese Gruppe von Komplikationen entwickelt sich schleichend über Jahre hinweg. Zu den betroffenen Organen gehören das Herz, das Gehirn, die Nieren und die Augen. Chronisch erhöhter Blutdruck kann zu strukturellen und funktionellen Schäden in diesen Organen führen, die oft irreversibel sind. Beispiele hierfür sind die chronische Nierenschwäche, die koronare Herzkrankheit, vaskuläre Demenz und Sehstörungen.

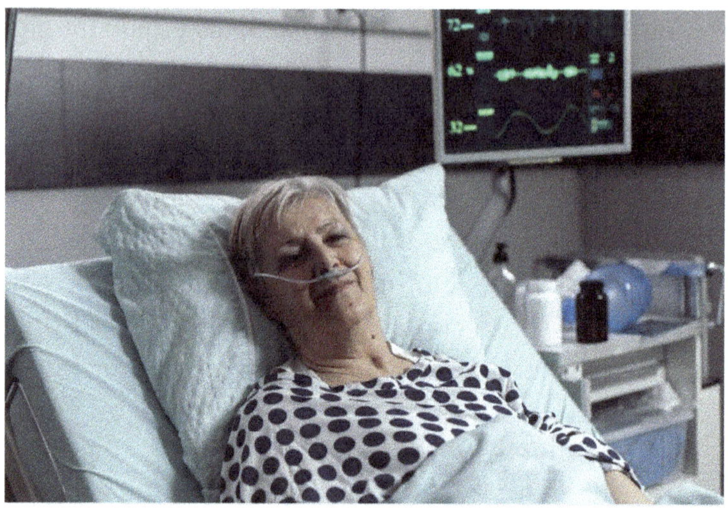

- **Plötzlich auftretende Schäden durch hypertensive Entgleisungen bzw. -Krisen:** Diese akuten Ereignisse treten plötzlich auf und erfordern sofortige medizinische Aufmerksamkeit. Hypertensive Entgleisungen und Krisen sind durch extrem hohe Blutdruckwerte gekennzeichnet, die zu akuten Schäden an verschiedenen Organen führen können, wie etwa Herzinfarkt, Schlaganfall oder akutes Nierenversagen. Diese Notfälle können lebensbedrohlich sein und bedürfen einer schnellen und effektiven Intervention, daher ist es wichtig, die Anzeichen frühzeitig zu erkennen und entsprechend zu handeln.

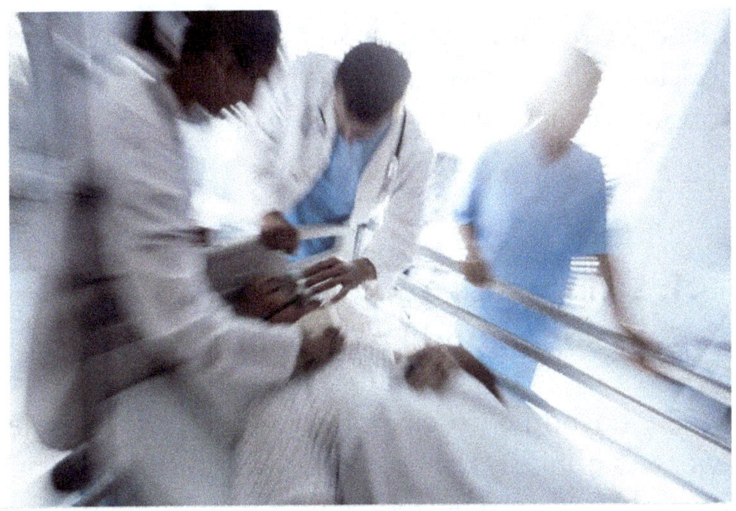

In diesem Kapitel werden wir detailliert auf diese beiden Gruppen von Komplikationen eingehen. Wir werden die Mechanismen und Auswirkungen von langfristigen Endorganschäden sowie die Symptome, Ursachen und Behandlungsstrategien für hypertensive Krisen erläutern. Ziel ist es, Ihnen ein umfassendes Verständnis für die potenziellen Gefahren eines schlecht eingestellten Bluthochdrucks zu vermitteln und Ihnen zu zeigen, wie wichtig eine konsequente Überwachung und Behandlung dieser Erkrankung ist.

Bleiben Sie dabei und lernen Sie, wie Sie durch rechtzeitige Maßnahmen und sorgfältige Überwachung das Risiko dieser schwerwiegenden Komplikationen minimieren können. Mit den richtigen Kenntnissen und Strategien können Sie Ihre Gesundheit langfristig schützen und schwere gesundheitliche Probleme vermeiden.

5.1. Langfristige progrediente Komplikationen und Endorganschäden

Bluthochdruck ist eine chronische Erkrankung, die, wenn sie nicht richtig behandelt wird, zu einer Vielzahl von schwerwiegenden Komplikationen und Endorganschäden führen kann. Diese Komplikationen entwickeln sich schleichend über viele Jahre und können lebensbedrohlich sein. In diesem Abschnitt werden wir die langfristigen progredienten Komplikationen und Endorganschäden detailliert beschreiben, die durch unkontrollierten Bluthochdruck verursacht werden. Es ist wichtig zu verstehen, wie Bluthochdruck verschiedene Organe und Systeme im Körper beeinflusst, um die Notwendigkeit einer konsequenten Behandlung und regelmäßigen Überwachung zu erkennen.

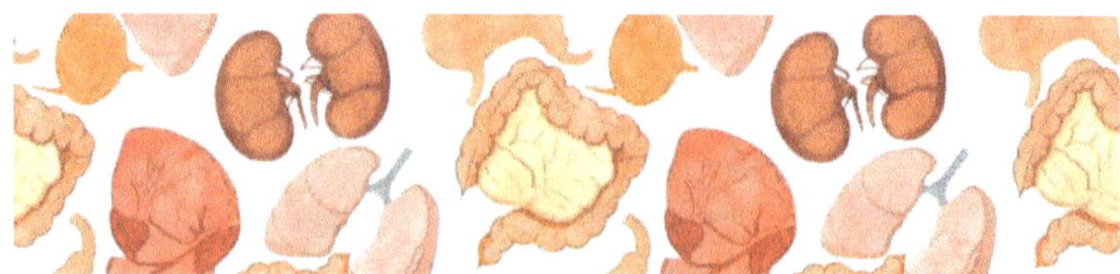

5.1.1. Herz

- **Koronare Herzkrankheit (KHK):** Langfristig erhöhter Blutdruck kann die Koronararterien schädigen, die das Herz mit Blut versorgen. Dies führt zur Bildung von Plaque

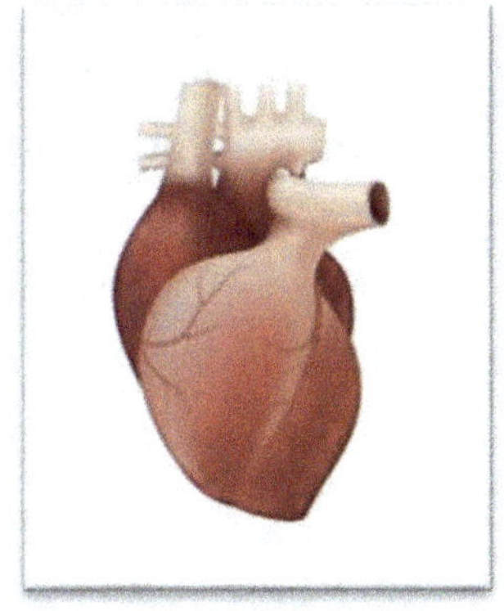

  in den Arterienwänden, was zu einer Verengung oder Blockierung führt. Die eingeschränkte Blutversorgung kann Angina pectoris (Brustschmerzen) und Herzinfarkte verursachen. Die koronare Herzkrankheit ist eine der häufigsten Todesursachen bei Menschen mit Bluthochdruck.

- **Herzinsuffizienz:** Bei dauerhaft hohem Blutdruck muss das Herz härter arbeiten, um das Blut durch den Körper zu pumpen. Dies führt zu einer Verdickung der Herzwand (Linksherzhypertrophie), was die Pumpleistung des Herzens beeinträchtigt. Mit der Zeit kann das Herz schwächer werden, was zu Herzinsuffizienz führt, einem Zustand, in dem das Herz nicht genügend Blut pumpen kann, um die Bedürfnisse des Körpers zu erfüllen.

- **Linksherzhypertrophie:** Dies ist eine Verdickung der Muskulatur der linken Herzkammer, die durch den erhöhten Druck verursacht wird. Die verdickte Herzwand kann die Fähigkeit des Herzens, Blut effizient zu pumpen, beeinträchtigen und das Risiko für Herzinsuffizienz und andere Herzprobleme erhöhen.

5.1.2. Gehirn

- **Vaskuläre Demenz:** Wiederholte kleine Schlaganfälle oder chronisch schlechte Durchblutung des Gehirns können zu vaskulärer Demenz führen. Dies äußert sich in einer 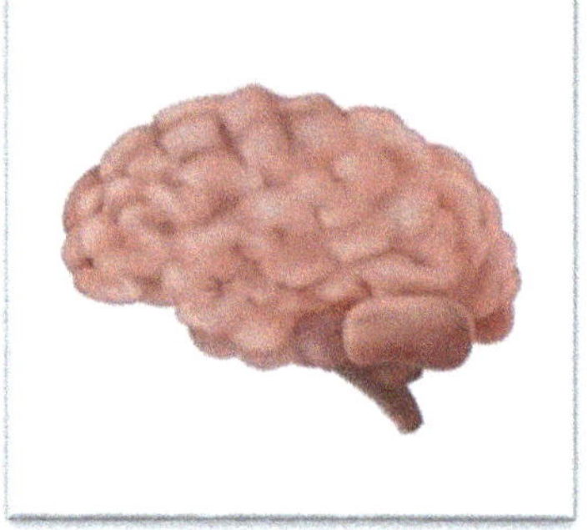 allmählichen Verschlechterung der kognitiven Funktionen, einschließlich Gedächtnis, Denken und Urteilsvermögen.
- **Transitorische ischämische Attacke (TIA):** Eine TIA ist eine vorübergehende Unterbrechung der Blutversorgung des Gehirns, die Symptome eines Schlaganfalls verursacht, aber keine dauerhaften Schäden hinterlässt. TIAs sind oft ein Warnsignal für das Risiko eines zukünftigen, schwereren Schlaganfalls.

5.1.3. Nieren

- **Chronische Nierenerkrankung:** Bluthochdruck schädigt die Blutgefäße in den Nieren, was deren Fähigkeit zur Filterung von Abfallprodukten aus dem Blut beein-

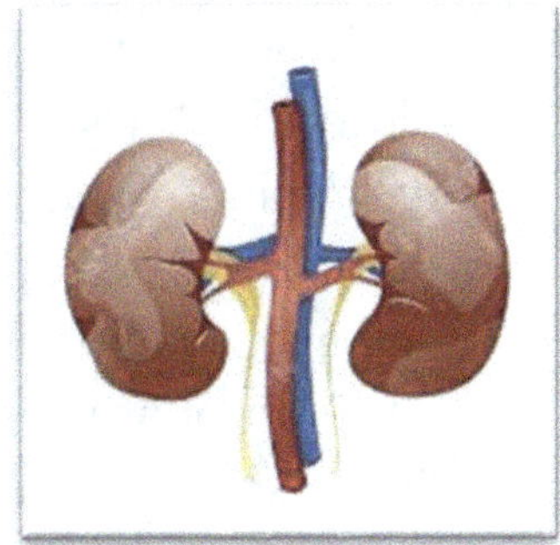

  trächtigt. Mit der Zeit kann dies zu chronischer Nierenerkrankung führen, die eine Dialyse oder eine Nierentransplantation erforderlich machen kann.

- **Nierenversagen:** Wenn die Nierenschäden schwerwiegend werden, können die Nieren ihre Funktion nicht mehr erfüllen, was zu Nierenversagen führt. Dies erfordert eine lebenslange Dialyse oder eine Nierentransplantation zur Erhaltung des Lebens.

- **Proteinurie:** Ein Anzeichen für Nierenschäden ist die vermehrte Ausscheidung von Eiweiß im Urin. Dies kann ein frühes Zeichen für eine Nierenfunktionsstörung sein und sollte ärztlich überwacht werden, um eine Verschlechterung zu verhindern. Eine frühzeitige Erkennung und Behandlung kann helfen, langfristige Schäden zu vermeiden und die Nierenfunktion zu erhalten.

5.1.4. Augen

- **Retinopathie:**
  Bluthoch-druck kann die kleinen Blutgefäße in der „Netzhaut" des Auges schädigen, was zu Retinopathie führt. Diese Schädigung kann Sehstörungen und im 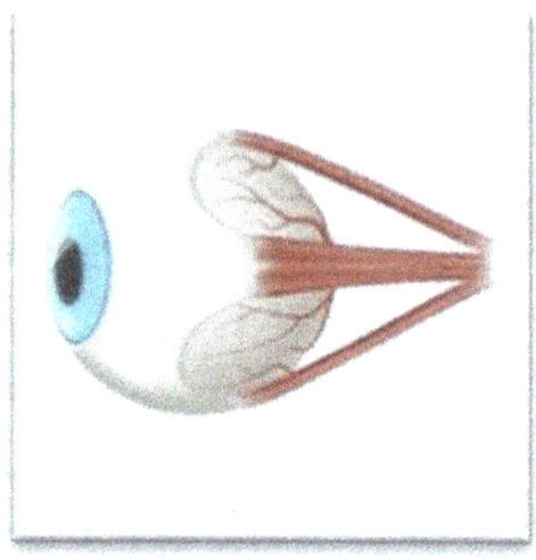 schlimmsten Fall Blindheit verursachen.
- **Makulaödem:** Eine Ansammlung von Flüssigkeit in der „Makula", dem zentralen Bereich der Netzhaut, kann das zentrale Sehvermögen beeinträchtigen und das Lesen oder Erkennen von Gesichtern erschweren.

5.1.5. Blutgefäße

- **Arteriosklerose:** Chronisch hoher Blutdruck kann zu Arteriosklerose führen, einer Verhärtung und Verengung der Arterien durch Fettabla-gerungen. Dies erhöht das Risiko von Herzinfarkt und Schlaganfall erheblich. 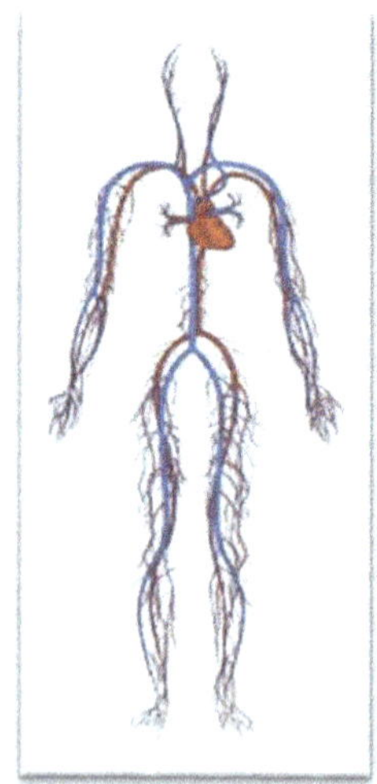
- **Aneurysma:** Ein abnorme Ausbuchtung einer Arterie,

die durch die geschwächten Wände infolge von Bluthochdruck verursacht wird. Ein Aneurysma kann reißen und zu lebensbedrohlichen Blutungen führen.

- **Periphere arterielle Verschlusskrankheit (PAVK):** Diese Krankheit tritt auf, wenn die Arterien in den Beinen verengt sind, was Schmerzen und Gehbehinderungen verursachen kann. Sie erhöht auch das Risiko für Amputationen und Herz-Kreislauf-Ereignisse. Darüber hinaus kann sie zu einer erheblichen Einschränkung der Lebensqualität und zu weiteren gesundheitlichen Komplikationen führen.

5.1.6. Weitere Organschäden

Bluthochdruck kann langfristig zu erheblichen Organschäden führen. Dieser Zustand belastet das Gefäßsystem übermäßig und beeinträchtigt die Funktion zahlreicher lebenswichtiger Organe. Durch den konstant hohen Druck in den Blutgefäßen werden diese geschädigt, was zu einer verminderten Durchblutung und Versorgung der Organe führt. Diese Schäden können vielfältige und schwerwiegende gesundheitliche Probleme verursachen.

Diese langfristigen Komplikationen verdeutlichen die Notwendigkeit einer konsequenten Kontrolle und

Behandlung von Bluthochdruck. Regelmäßige ärztliche Überwachung, gesunde Lebensgewohnheiten und die Einhaltung der verschriebenen medikamentösen Therapie sind entscheidend, um das Risiko dieser schwerwiegenden Folgen zu minimieren.

5.2. Plötzlich auftretende Schäden durch hypertensive Entgleisungen bzw. -Krisen

Bluthochdruck, der nicht gut kontrolliert wird, kann nicht nur langfristige Komplikationen verursachen, sondern auch zu plötzlichen und akuten Gesundheitsproblemen führen. Diese plötzlich auftretenden Schäden sind häufig das Ergebnis von hypertensiven Entgleisungen oder -Krisen, bei denen der Blutdruck plötzlich und stark ansteigt. Solche Situationen können lebensbedrohlich sein und erfordern sofortige medizinische Intervention. In diesem Abschnitt werden die wichtigsten plötzlich auftretenden Schäden durch hypertensive Entgleisungen bzw. -Krisen beschrieben. Eine gründliche Kenntnis dieser Notfälle ist entscheidend, um rechtzeitig angemessene Maßnahmen zu ergreifen und potenziell lebensbedrohliche Situationen zu vermeiden.

5.2.1. Herzinfarkt

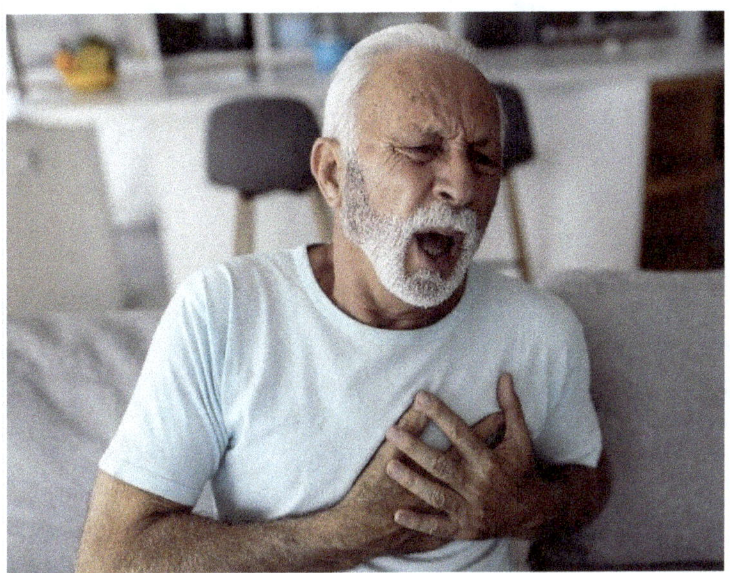

Ein Herzinfarkt tritt auf, wenn die Blutversorgung eines Teils des Herzmuskels plötzlich unterbrochen wird. Dies geschieht oft aufgrund eines Blutgerinnsels, das eine verengte Koronararterie blockiert. Hypertensive Krisen können das Risiko eines Herzinfarkts erhöhen, da der erhöhte Blutdruck nicht nur das Herz, sondern auch die Herzgefäße zusätzlich belastet und Plaque-ablagerungen destabilisieren kann. Ein Herzinfarkt erfordert sofortige medizinische Behandlung, um das Überleben und die langfristige Herzgesundheit zu sichern.

5.2.2. Schlaganfall

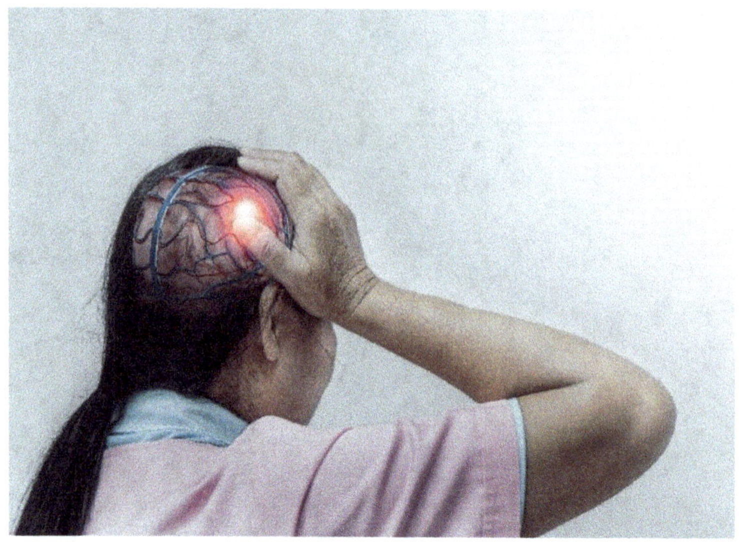

Ein Schlaganfall tritt auf, wenn die Blutversorgung eines Teils des Gehirns plötzlich unterbrochen wird. Dies kann durch einen geplatzten Blutgefäß (hämorrhagischer Schlaganfall) oder durch eine Blockade eines Blutgefäßes (ischämischer Schlaganfall) verursacht werden. Hypertensive Krisen erhöhen das Risiko eines Schlaganfalls erheblich, da der extreme Blutdruckanstieg die Blutgefäße im Gehirn schädigen oder reißen kann. Ein Schlaganfall kann zu bleibenden neurologischen Schäden oder zum Tod führen.

5.2.3. Hypertensive Enzephalopathie

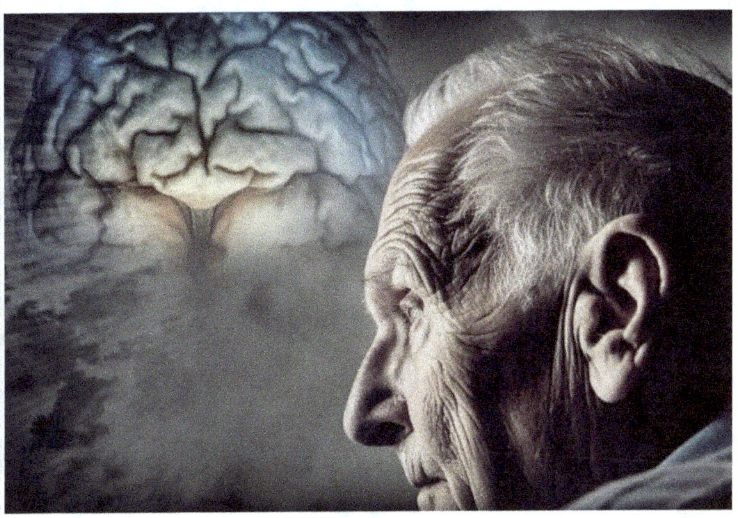

Hypertensive Enzephalopathie ist eine seltene, aber schwerwiegende Komplikation einer hypertensiven Krise. Sie tritt auf, wenn der extrem hohe Blutdruck zu einer Schwellung im Gehirn führt, was zu Kopfschmerzen, Übelkeit, Erbrechen, Verwirrtheit, Krampfanfällen und Koma führen kann. Diese Erkrankung erfordert eine sofortige Senkung des Blutdrucks und intensive medizinische Betreuung, um dauerhafte Schäden oder den Tod zu verhindern. Unbehandelt kann die hypertensive Enzephalopathie rasch fortschreiten und zu schweren neurologischen Beeinträchtigungen oder irreversiblen Hirnschäden führen.

5.2.4. Akutes Nierenversagen

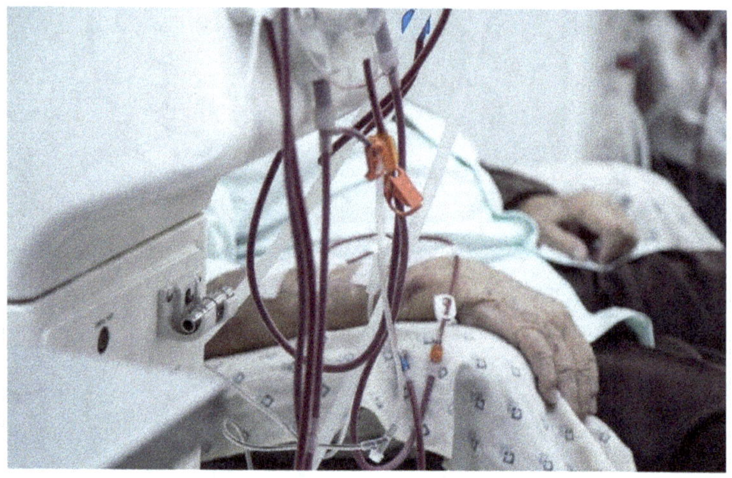

Akutes Nierenversagen kann während einer hypertensiven Krise auftreten, wenn der extrem hohe Blutdruck die Blutgefäße in den Nieren schädigt und deren Funktion beeinträchtigt. Dies kann zu einer plötzlichen und schweren Verschlechterung der Nierenfunktion führen, die eine sofortige medizinische Intervention und möglicherweise Dialyse erfordert, um die Nierenfunktion zu unterstützen und die Entgiftung des Körpers sicherzustellen. Zudem kann es zu weiteren Komplikationen kommen, die das Herz-Kreislauf-System betreffen und lebensbedrohlich sein können, weshalb eine rasche und effektive Behandlung entscheidend ist.

5.2.5. Aortendissektion

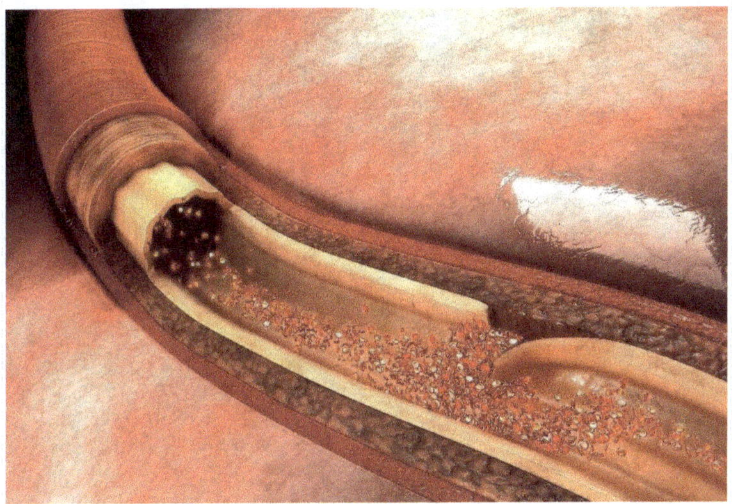

Eine Aortendissektion ist eine lebensbedrohliche Erkrankung, bei der die innere Schicht der Aorta reißt und Blut in die Wand der Aorta und zwischen die Wandschichten eindringt. Hypertensive Krisen erhöhen das Risiko einer Aortendissektion erheblich, da der hohe Blutdruck die Wände der Aorta schwächen kann. Symptome umfassen plötzliche, starke Brust- oder Rückenschmerzen sowie möglicherweise auch Atemnot. Eine Aortendissektion erfordert eine sofortige medizinische Behandlung, oft chirurgisch, um das Leben des Patienten zu retten und weitere Komplikationen zu verhindern. Ohne rechtzeitige Behandlung kann die Prognose sehr schlecht sein.

5.2.6. Lungenödem

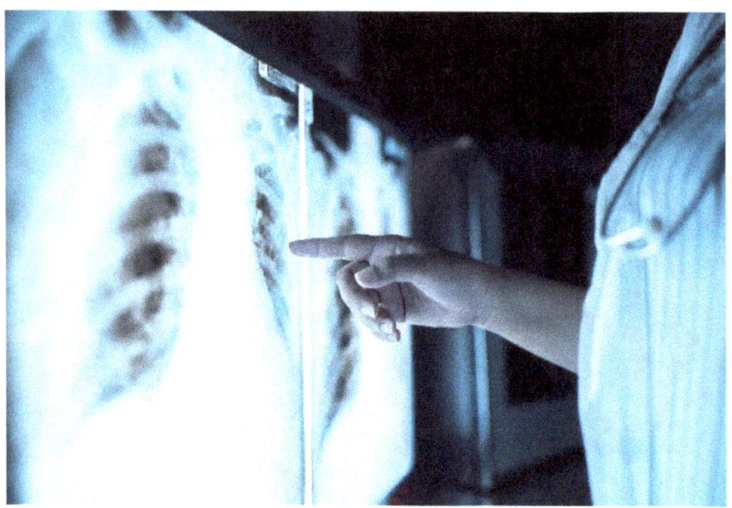

Ein Lungenödem tritt auf, wenn sich Flüssigkeit in den Lungen ansammelt, was das Atmen erheblich erschwert. Hypertensive Krisen können zu einem akuten Lungenödem führen, indem sie den Druck auf die Blutgefäße in der Lunge erhöhen. Dies verursacht starke Atemnot, Husten und ein Gefühl des Erstickens, das sehr beängstigend sein kann. Ein akutes Lungenödem ist ein medizinischer Notfall und erfordert sofortige Behandlung, um die Atmung zu stabilisieren und die zugrunde liegende Ursache zu behandeln. Ohne schnelle Intervention kann es zu schweren Komplikationen kommen, die lebensbedrohlich sein können. Daher ist eine rasche medizinische Versorgung unerlässlich.

Diese akuten Komplikationen verdeutlichen die Notwendigkeit einer sofortigen medizinischen Intervention bei hypertensiven Krisen. Eine gute Kontrolle des Blutdrucks und eine regelmäßige Überwachung können dazu beitragen, das Risiko solcher lebensbedrohlichen Ereignisse zu minimieren.

5.3. Abschlusswort

Die ausführliche Betrachtung der medikamentösen Therapien hat uns einen tiefen Einblick in die verschiedenen Möglichkeiten der Behandlung von Bluthochdruck gegeben. Wir haben gelernt, dass eine gut abgestimmte Medikation ein wesentlicher Bestandteil der Bluthochdrucktherapie ist und maßgeblich zur Stabilisierung und Senkung des Blutdrucks beiträgt. Dabei ist es wichtig, die medikamentöse Behandlung kontinuierlich und in enger Absprache mit Ihrem Arzt durchzuführen.

Neben der medikamentösen Therapie spielen auch andere Faktoren eine entscheidende Rolle bei der Behandlung und Kontrolle von Bluthochdruck. Wie wir gesehen haben, sind Lebensstiländerungen, regelmäßige körperliche Aktivität und eine gesunde Ernährung wesentliche Ergänzungen zu den medikamentösen Maßnahmen. Ein ganzheitlicher Ansatz, der alle diese Elemente berücksichtigt, ist der Schlüssel zu einem erfolgreichen Bluthochdruck-management.

Kapitel 5 hat uns gezeigt, dass Bluthochdruck zwar eine ernsthafte Erkrankung ist, die jedoch mit der richtigen Kombination aus Medikamenten, Lebensstiländerungen und ärztlicher Betreuung gut kontrolliert werden kann. Es ist wichtig, dass Sie sich aktiv an Ihrer Behandlung beteiligen, regelmäßig Ihren Blutdruck überwachen und bei Fragen oder Unsicherheiten stets Ihren Arzt konsultieren.

Im nächsten Kapitel werden wir uns ausführlich mit den präventiven Maßnahmen beschäftigen, die Sie ergreifen können, um Bluthochdruck vorzubeugen oder seine Auswirkungen zu minimieren. Prävention ist ein wesentlicher Aspekt im Umgang mit Bluthochdruck und bietet viele Möglichkeiten, Ihre Gesundheit langfristig zu schützen und zu verbessern. Lassen Sie uns gemeinsam entdecken, wie Sie durch bewusste Lebensentscheidungen und präventive Maßnahmen Ihre Lebensqualität weiter steigern können.

Kapitel

6

Leben mit Bluthochdruck:

Strategien für ein gesünderes Leben trotz Bluthochdruck.

In den ersten fünf Kapiteln dieses Buches haben wir die wesentlichen Grundlagen des Bluthochdrucks behandelt, seine Ursachen und Risikofaktoren beleuchtet, die Symptome und Diagnosemethoden diskutiert, die verschiedenen Therapieansätze erläutert, sowie seine langfristigen und plötzlich auftretenden Schäden erklärt. Sie haben gelernt, wie wichtig es ist, Ihren Blutdruck regelmäßig zu überwachen, Ihre Risikofaktoren zu erkennen und eine geeignete medikamentöse Therapie in Absprache mit Ihrem Arzt zu finden. Zusätzlich haben wir darauf hingewiesen, wie entscheidend ein gesunder Lebensstil für die Kontrolle des Blutdrucks ist, einschließlich Ernährung und körperlicher Aktivität.

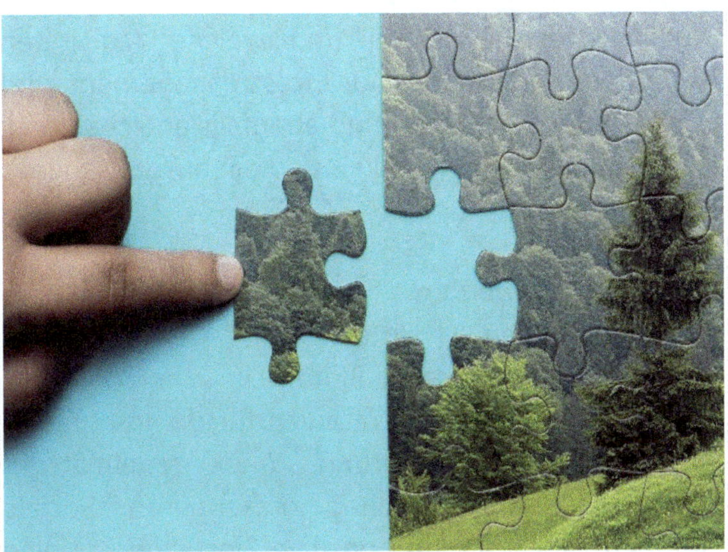

Nun, da Sie ein umfassendes Verständnis der Krankheit haben, ist es an der Zeit, sich darauf zu konzentrieren, wie Sie trotz Bluthochdruck ein gesundes und erfülltes Leben führen können. Bluthochdruck bedeutet nicht, dass Sie auf Lebensqualität verzichten müssen. Mit den richtigen Strategien und einem bewussten Lebensstil können Sie Ihre Gesundheit verbessern und Ihre Lebensfreude erhalten.

Dieses Kapitel bietet Ihnen praktische Methoden und Tipps, die Ihnen helfen, den Bluthochdruck im Alltag zu managen. Wir beginnen mit der Rolle einer gesunden Ernährung und wie die DASH-Diät Ihr Herz stärken kann. Danach besprechen wir die Bedeutung regelmäßiger Bewegung und welche Aktivitäten besonders vorteilhaft sind. Stressmanagement und Entspannungstechniken sind ebenfalls entscheidend, um den Blutdruck zu senken und ein ausgeglichenes Leben zu führen.

Weiterhin werden wir die Wichtigkeit der medikamentösen Unterstützung und der Selbstkontrolle Ihres Blutdrucks hervorheben. Zusätzlich werden wir Strategien für die Integration von gesunder Ernährung und regelmäßiger Bewegung in Ihren Alltag präsentieren. Soziale Unterstützung und eine positive Einstellung spielen ebenfalls eine große Rolle, und wir zeigen Ihnen, wie Sie diese Ressourcen optimal nutzen können. Schließlich besprechen wir, wie Sie langfristige Gesundheitsziele setzen, Ihre Lebensqualität kontinuierlich verbessern können und die Bedeutung von Ruhe und Entspannung für Ihre Gesundheit verstehen.

Mit diesen alltagsnahen Strategien sind Sie bestens gerüstet, um ein gesundes und glückliches Leben trotz Bluthochdruck zu führen und langfristig Ihre Lebensqualität zu verbessern.

6.1. Gesunde Ernährung für ein gesundes Leben trotz Bluthochdruck

Eine gesunde Ernährung spielt eine entscheidende Rolle bei der Kontrolle des Blutdrucks und der Durchführung ein gesundes Leben trotz Bluthochdruck. Der Schlüssel zu einem gesunden Lebensstil, insbesondere für Menschen mit Bluthochdruck, liegt in der bewussten Auswahl und Zubereitung von Lebensmitteln. Mit den richtigen Ernährungsgewohnheiten können Sie Ihren Blutdruck effektiv senken und Ihre allgemeine Gesundheit verbessern.

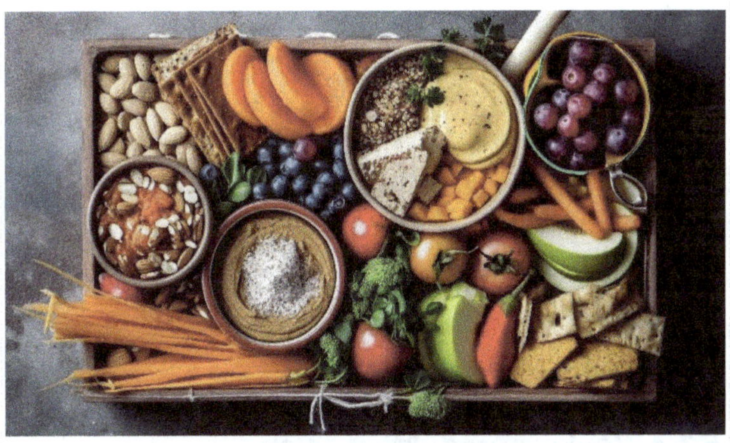

6.1.1. Reduzierung der Salzaufnahme

Salz ist einer der Hauptfaktoren, die zu einem erhöhten Blutdruck beitragen können. Eine hohe

Salzzufuhr führt dazu, dass Ihr Körper Wasser zurückhält, was das Blutvolumen und den Druck auf die Blutgefäßwände erhöht. Es wird empfohlen, die tägliche Salzaufnahme auf weniger als 5 Gramm (etwa einen Teelöffel) zu reduzieren. Vermeiden Sie verarbeitete Lebensmittel, Fast Food und gesalzene Snacks, die oft versteckte Salze enthalten. Verwenden Sie stattdessen Kräuter und Gewürze, um Ihren Gerichten Geschmack zu verleihen, ohne zusätzliches Salz hinzuzufügen.

6.1.2. Verzehr von Obst und Gemüse

Obst und Gemüse sind reich an Vitaminen, Mineralstoffen und Ballaststoffen, die dazu beitragen können, den Blutdruck zu senken. Sie enthalten wichtige Nährstoffe wie Kalium, das hilft, die Auswirkungen von Natrium auf den Blutdruck zu mildern. Streben Sie an, mindestens zwei Portionen Obst und Gemüse pro Tag zu essen. Frisches, saisonales Obst und Gemüse sind ideal, aber auch gefrorene oder getrocknete Varianten können eine gute Ergänzung sein.

6.1.3. Vollkornprodukte wählen

Vollkornprodukte wie Haferflocken, brauner Reis, Quinoa und Vollkornbrot sind reich an Ballaststoffen und tragen zu einer längeren Sättigung bei. Sie helfen, den Blutzuckerspiegel zu stabilisieren und können die Aufnahme von ungesunden, verarbeiteten Kohlenhydraten reduzieren, die oft mit einem erhöhten Risiko für Bluthochdruck verbunden sind.

6.1.4. Gesunde Fette integrieren

Nicht alle Fette sind schlecht. Gesunde Fette wie die in Olivenöl, Avocados, Nüssen und fettem Fisch (wie Lachs und Makrele) enthalten Omega-3-Fettsäuren, die nachweislich entzündungshemmend wirken und den Blutdruck senken können. Reduzieren Sie den Verzehr von gesättigten und Transfetten, die in frittierten Lebensmitteln, Gebäck und vielen verarbeiteten Lebensmitteln enthalten sind. Vergessen Sie aber nicht, nicht zu übertreiben, weil diese Fette haben wie jede andere Fettsorte sehr viel Kalorien und können bei übermäßigem Konsum zur Gewichtszunahme und Fettleibigkeit führen.

6.1.5. Zucker-, Alkohol- und Tabakkonsum begrenzen

Ein hoher Zuckerkonsum kann zu Übergewicht und erhöhtem Blutdruck führen. Versuchen Sie, zuckerhaltige Getränke und Süßigkeiten zu vermeiden und Ihren Zuckerkonsum insgesamt zu reduzieren. Auch der Alkoholkonsum sollte begrenzt werden. Frauen sollten nicht mehr als ein alkoholisches Getränk pro Tag zu sich nehmen, Männer nicht mehr als zwei. Zudem spielt das Rauchen eine erhebliche Rolle bei der Erhöhung des Blutdrucks und dem Risiko von Herz-Kreislauf-Erkrankungen. Rauchen schädigt die Blutgefäße und führt zu einer Verengung derselben, was den Blutdruck erhöht. Daher ist es wichtig, das Rauchen zu vermeiden oder mit Unterstützung eines Arztes aufzuhören.

6.1.6. Die DASH-Diät

Die DASH-Diät (Dietary Approaches to Stop Hypertension) ist speziell darauf ausgelegt, den Blutdruck zu senken. Sie betont den Verzehr von Obst, Gemüse, Vollkornprodukten, mageren Proteinen und fettarmen Milchprodukten. Studien haben gezeigt, dass diese Ernährungsweise den Blutdruck signifikant senken kann. Planen Sie Ihre Mahlzeiten nach den Prinzipien der DASH-Diät und halten Sie sich an die empfohlenen Portionsgrößen, um die besten Ergebnisse zu erzielen.

6.1.7. Praktische Tipps zur Umsetzung

1. **Planen Sie Ihre Mahlzeiten:** Erstellen Sie einen wöchentlichen Speiseplan, der viel frisches Obst und Gemüse sowie Vollkorn-produkte enthält.

2. **Lesen Sie die Etiketten:** Achten Sie beim Einkaufen auf die Nährwertangaben und wählen Sie Lebensmittel mit niedrigem Natriumgehalt.

3. **Kochen Sie zu Hause:** Bereiten Sie Ihre Mahlzeiten selbst zu, um die Kontrolle über die Zutaten und deren Mengen zu behalten.

4. **Trinken Sie ausreichend Wasser:** Halten Sie sich hydratisiert, indem Sie täglich mindestens 1,5 bis 2 Liter Wasser trinken.

5. **Portionsgrößen kontrollieren:** Achten Sie darauf, wie viel Sie essen, indem Sie kleinere Teller verwenden und nicht nach dem ersten Teller nachfüllen. Dies hilft, übermäßige Kalorienaufnahme zu vermeiden.

6. **Regelmäßige Mahlzeiten einhalten:** Vermeiden Sie es, Mahlzeiten auszulassen, da dies zu übermäßigem Hunger und ungesunden Essgewohnheiten führen kann.

7. **Gesunde Snacks bereitstellen:** Halten Sie gesunde Snacks wie Nüsse, Obst oder Gemüsesticks griffbereit, um Versuchungen durch ungesunde Snacks zu vermeiden.

8. **Gemeinsam essen:** Versuchen Sie, Ihre Mahlzeiten mit Familie oder Freunden zu teilen, um das Essen bewusster zu genießen und gesunde Essgewohnheiten zu fördern.

Mit diesen Strategien und Tipps können Sie Ihre Ernährung gezielt anpassen, um Ihren Blutdruck zu kontrollieren und Ihr Herz gesund zu halten. Eine bewusste Ernährung ist der erste Schritt zu einem gesünderen Leben trotz Bluthochdruck.

6.2. Regelmäßige Bewegung und körperliche Aktivität

Regelmäßige Bewegung und körperliche Aktivität sind entscheidende Bestandteile eines gesunden Lebensstils und spielen eine wesentliche Rolle bei der Kontrolle von Bluthochdruck. Körperliche Aktivität stärkt das Herz, verbessert die Durchblutung, hilft beim Gewichtsmanagement und reduziert Stress – all dies trägt zur Senkung des Blutdrucks bei.

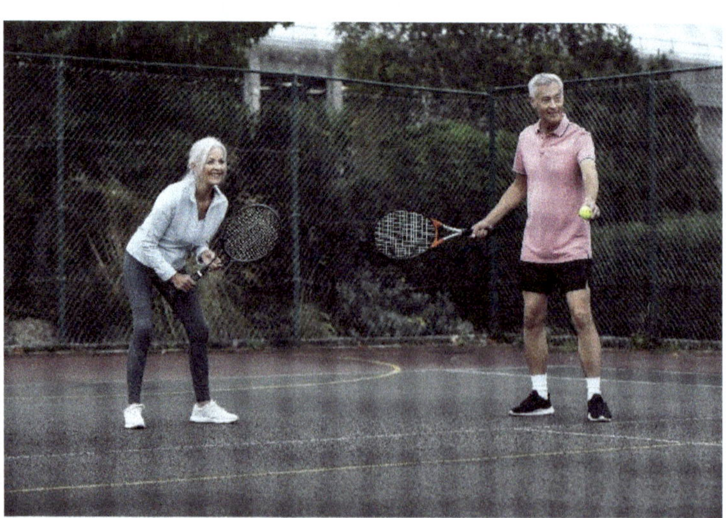

In diesem Abschnitt werden wir die zahlreichen Vorteile von Bewegung für Menschen mit Bluthochdruck ausführlich erläutern und einige praktische Empfehlungen für eine aktive Lebensweise geben.

6.2.1. Vorteile regelmäßiger Bewegung

1. **Verbesserung der Herzgesundheit:** Durch regelmäßiges Training wird das Herz gestärkt und die Herz-Kreislauf-Funktion verbessert. Ein stärkeres Herz kann mehr Blut mit weniger Anstrengung pumpen, wodurch der Druck auf die Arterien verringert wird und der Blutdruck sinkt.

2. **Gewichtskontrolle:** Bewegung hilft beim Abnehmen und der Gewichtskontrolle, was besonders wichtig ist, da Übergewicht ein Hauptrisikofaktor für Bluthochdruck ist. Schon eine moderate Gewichtsabnahme kann zu einer signifikanten Senkung des Blutdrucks führen.

3. **Stressabbau:** Regelmäßige körperliche Aktivität ist eine hervorragende Methode zur Stressbewältigung. Bewegung setzt Endorphine frei, die als natürliche Stimmungsaufheller wirken und helfen, Stress abzubauen. Da Stress den Blutdruck erhöhen kann, trägt Stressabbau durch Bewegung direkt zur Blutdrucksenkung bei.

4. **Verbesserung der allgemeinen Fitness:** Körperliche Aktivität verbessert die allgemeine körperliche Fitness, stärkt die Muskeln, verbessert die Flexibilität und das Gleichgewicht. Dies trägt zur allgemeinen Gesundheit und einem besseren Wohlbefinden bei.

6.2.2. Empfehlungen für körperliche Aktivität

1. **Konsultieren Sie Ihren Arzt:** Bevor Sie ein neues Trainingsprogramm beginnen, sollten Sie immer Ihren Arzt konsultieren, besonders wenn Sie an Bluthochdruck leiden oder andere gesundheitliche Probleme haben. Ihr Arzt kann Ihnen helfen, ein sicheres und effektives Trainingsprogramm zu entwickeln, das auf Ihre individuellen Bedürfnisse zugeschnitten ist.

2. **Beginnen Sie langsam:** Wenn Sie lange Zeit inaktiv waren, beginnen Sie langsam und steigern Sie allmählich die Intensität und Dauer Ihrer Aktivitäten. Einfache Aktivitäten wie Spaziergänge, leichte Gymnastik oder Schwimmen sind ein guter Anfang.

3. **Aerobes Training:** Aktivitäten wie Gehen, Joggen, Radfahren, Schwimmen und Tanzen sind besonders effektiv zur Senkung des Blutdrucks. Streben Sie mindestens 150 Minuten moderates aerobes Training pro Woche an, verteilt auf mehrere Tage.

4. **Krafttraining:** Ergänzen Sie Ihr aerobes Training durch Krafttraining. Dies kann Hanteln, Widerstandsbänder oder Körpergewichtsübungen wie Liegestütze und Kniebeugen umfassen. Krafttraining hilft, Muskelmasse aufzubauen und den Stoffwechsel zu verbessern.

6.2.3. Praktische Tipps zur Umsetzung

1. **Planen Sie Ihre Aktivitäten:** Erstellen Sie einen Wochenplan, der sowohl aerobe als auch kraftbasierte Übungen umfasst.
2. **Finden Sie einen Trainingspartner:** Ein Trainingspartner kann Sie motivieren und die Aktivität unterhaltsamer machen.
3. **Setzen Sie sich realistische Ziele:** Setzen Sie sich erreichbare Ziele und feiern Sie Ihre Fortschritte, um motiviert zu bleiben.
4. **Hören Sie auf Ihren Körper:** Achten Sie auf die Signale Ihres Körpers und übertreiben Sie es nicht. Wenn Sie sich unwohl fühlen, machen Sie eine Pause.
5. **Integrieren Sie Bewegung in Ihren Alltag:** Finden Sie Möglichkeiten, mehr Bewegung in Ihren Alltag zu integrieren. Nehmen Sie die Treppe statt des Aufzugs, gehen Sie zu Fuß oder fahren Sie mit dem Fahrrad zur Arbeit, machen Sie während der Arbeitspausen kurze Spaziergänge oder nutzen Sie ein Stehpult.

6. **Machen Sie Bewegung zur Routine:** Setzen Sie sich feste Zeiten für Ihre körperliche Aktivität und halten Sie sich daran. Regelmäßige Bewegung sollte ein fester Bestandteil Ihres Tagesablaufs sein.

Durch die Einbeziehung dieser Tipps und Strategien in Ihr tägliches Leben können Sie nicht nur Ihren Blutdruck effektiv kontrollieren, sondern auch Ihre allgemeine Gesundheit und Lebensqualität auf lange Sicht verbessern. Regelmäßige Bewegung ist eine kraftvolle Methode, um trotz Bluthochdruck ein erfülltes und glückliches Leben zu führen. Indem Sie sich aktiv bewegen und körperlich aktiv bleiben, unterstützen Sie nicht nur Ihre Herzgesundheit, sondern stärken auch Ihr Immunsystem, verbessern Ihre Stimmung und reduzieren das Risiko für eine Vielzahl von chronischen Erkrankungen.

6.3. Stressmanagement und mentale Gesundheit

Stress kann ein erheblicher Faktor bei der Entwicklung und Verschlimmerung von Bluthochdruck sein. Chronischer Stress führt zur Ausschüttung von Stresshormonen wie Adrenalin und Cortisol, die den Blutdruck erhöhen. Daher ist ein effektives

Stressmanagement ein wesentlicher Bestandteil eines gesunden Lebensstils für Menschen mit Bluthochdruck. In diesem Abschnitt werden wir die Bedeutung von Stressmanagement und mentaler Gesundheit beleuchten und praktische Strategien zur Stressbewältigung vorstellen.

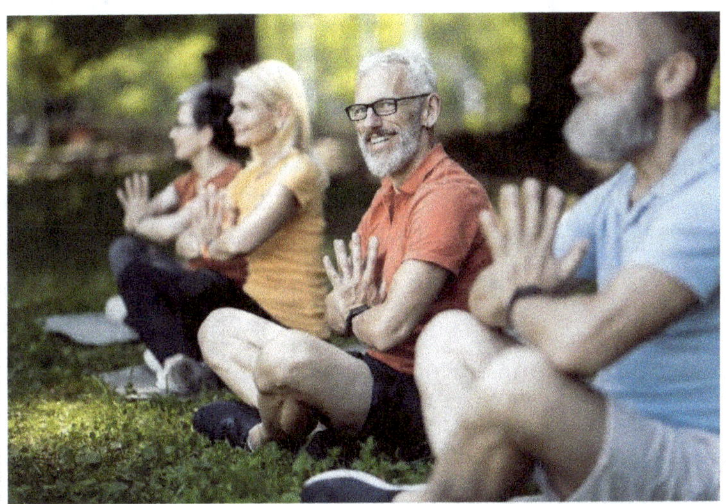

6.3.1. Die Bedeutung von Stressmanagement

Stress beeinflusst den Körper auf vielfältige Weise. Er kann den Blutdruck erhöhen, die Herzfrequenz steigern und den Körper in einen ständigen Zustand der Anspannung versetzen. Chronischer Stress trägt zur Entwicklung von Bluthochdruck bei und kann bestehende Probleme verschlimmern. Daher ist es wichtig, Wege zu finden, um Stress zu bewältigen und die mentale Gesundheit zu fördern.

6.3.2. Praktische Strategien zur Stressbewältigung

1. **Meditation und Achtsamkeit:** Meditation und Achtsamkeitsübungen sind effektive Methoden zur Reduzierung von Stress. Sie helfen, den Geist zu beruhigen und den Körper zu entspannen. Tägliche Meditations-sitzungen können dazu beitragen, den Blutdruck zu senken und das allgemeine Wohlbefinden zu verbessern.

2. **Regelmäßige körperliche Aktivität:** Bewegung ist nicht nur gut für das Herz, sondern auch ein hervorragender Stressabbau. Aktivitäten wie Yoga, Tai Chi, und moderates Ausdauertraining fördern die Freisetzung von Endorphinen, die natürlichen Stimmungsaufheller des Körpers. Diese Aktivitäten verbinden körperliche Bewegung mit mentaler Entspannung und sind besonders hilfreich bei der Stressbewältigung.

3. **Gesunde Ernährung:** Eine ausgewogene Ernährung kann auch dazu beitragen, Stress zu reduzieren. Vermeiden Sie übermäßigen Koffein- und Zuckerkonsum, da diese den Stresspegel erhöhen können. Ernähren Sie sich stattdessen von nährstoffreichen Lebensmitteln wie Obst, Gemüse, Vollkornprodukten und magerem Protein, die Ihren Körper unterstützen und Ihre Stressresistenz erhöhen.

4. **Soziale Unterstützung:** Ein starkes soziales Netzwerk kann Ihnen helfen, mit Stress besser umzugehen. Sprechen Sie mit Freunden und Familie über Ihre Sorgen und nehmen Sie sich Zeit für gemeinsame Aktivitäten. Der Austausch und die Unterstützung durch andere können den Stresspegel erheblich senken.

5. **Zeitmanagement:** Effektives Zeitmanagement hilft, Stress zu vermeiden. Erstellen Sie einen Zeitplan, der Ihnen hilft, Ihre Aufgaben zu organisieren und Prioritäten zu setzen. Nehmen Sie sich regelmäßig Pausen und vermeiden Sie es, sich zu überfordern.

6. **Hobbys und Freizeitaktivitäten:** Nehmen Sie sich Zeit für Aktivitäten, die Ihnen Freude bereiten und Sie entspannen. Hobbys wie Lesen, Musizieren, Malen oder Gartenarbeit können helfen, den Geist zu beruhigen und den Stress zu reduzieren.

7. **Schlafhygiene:** Guter Schlaf ist entscheidend für die Stressbewältigung. Achten Sie darauf, ausreichend zu schlafen und eine regelmäßige Schlafenszeit einzuhalten. Eine entspannende Abendroutine kann helfen, besser einzuschlafen und erfrischt aufzuwachen.

6.3.3. Praktische Tipps zur Umsetzung

1. **Meditieren Sie täglich:** Nehmen Sie sich täglich 10 bis 20 Minuten Zeit für Meditation oder Achtsamkeitsübungen. Es gibt viele Apps und Online-Ressourcen, die Ihnen den Einstieg erleichtern können.
2. **Integrieren Sie Bewegung in Ihren Alltag:** Finden Sie eine körperliche Aktivität, die Ihnen Spaß macht, und machen Sie sie zu einem festen Bestandteil Ihres Tages.
3. **Pflegen Sie soziale Kontakte:** Verbringen Sie Zeit mit Freunden und Familie, um emotionale Unterstützung zu erhalten und sich zu entspannen.
4. **Planen Sie Pausen ein:** Nehmen Sie sich regelmäßig kurze Pausen während des Tages, um sich zu entspannen und wieder aufzutanken.

Durch die Anwendung dieser Strategien können Sie Ihren Stresspegel effektiv senken, Ihre mentale Gesundheit stärken und damit auch Ihren Blutdruck besser kontrollieren. Ein bewusster Umgang mit Stress ist ein wichtiger Schritt zu einem gesünderen und glücklicheren Leben trotz Bluthochdruck. Nehmen Sie sich die Zeit, um Stress-bewältigungstechniken in Ihren Alltag zu integrieren und beobachten Sie, wie sich Ihre Lebensqualität verbessert.

6.4. Regelmäßige Arztbesuche und medizinische Überwachung

Regelmäßige Arztbesuche und medizinische Überwachung sind unerlässlich, um Bluthochdruck effektiv zu kontrollieren und mögliche Komplikationen frühzeitig zu erkennen und zu behandeln. Eine enge Zusammenarbeit mit Ihrem Arzt trägt dazu bei, Ihre Gesundheit zu optimieren und Ihre Lebensqualität zu verbessern. In diesem Abschnitt werden wir die Bedeutung regelmäßiger Arztbesuche und die notwendigen medizinischen Überwachungsmaßnahmen erläutern.

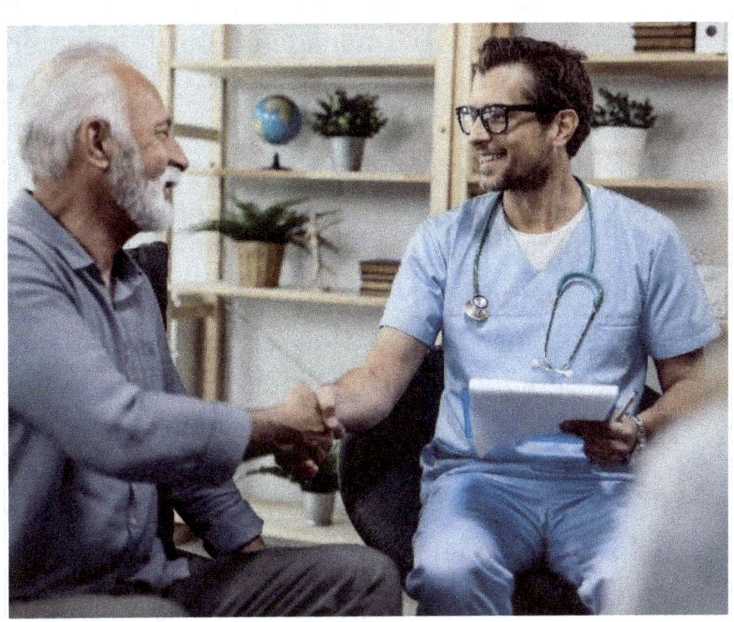

6.4.1. Die Bedeutung regelmäßiger Arztbesuche

1. **Überwachung und Anpassung der Therapie:** Regelmäßige Arztbesuche ermöglichen es Ihrem Arzt, Ihre Therapie zu überwachen und bei Bedarf anzupassen. Bluthochdruck ist eine chronische Erkrankung, die eine langfristige Behandlung erfordert. Ihre medikamentöse Therapie muss möglicherweise im Laufe der Zeit angepasst werden, um den Blutdruck optimal zu kontrollieren und Nebenwirkungen zu minimieren.

2. **Kontrolle der Risikofaktoren:** Ihr Arzt wird Ihre Risikofaktoren regelmäßig überprüfen und Ihnen helfen, diese zu managen. Dazu gehören Faktoren wie Gewicht, Ernährung, körperliche Aktivität und Stress. Ihr Arzt kann Ihnen individuelle Empfehlungen geben, um Ihre Risikofaktoren zu reduzieren und Ihre allgemeine Gesundheit zu verbessern.

3. **Früherkennung von Komplikationen:** Regelmäßige Arztbesuche sind entscheidend, um mögliche Komplikationen des Bluthochdrucks frühzeitig zu erkennen. Dies umfasst die Überwachung der Herz-, Nieren- und Gehirnfunktion, um sicherzustellen, dass keine Schäden durch den erhöhten Blutdruck entstanden sind. Frühzeitige Diagnose und

Behandlung können schwerwiegende gesundheitliche Probleme verhindern.

6.4.2. Notwendige medizinische Überwachungsmaßnahmen

1. **Blutdruckmessung:** Bei jedem Arztbesuch wird Ihr Blutdruck gemessen, um sicherzustellen, dass er im Zielbereich liegt. Ihr Arzt wird die Ergebnisse mit Ihren zu Hause gemessenen Werten vergleichen und bei Bedarf Anpassungen vornehmen.
2. **Blutuntersuchungen:** Regelmäßige Blutuntersuchungen sind entscheidend, um Ihre Nierenfunktion, Cholesterin- und Blutzuckerwerte im Auge zu behalten. Diese unverzichtbaren Tests sind von großer Bedeutung, da sie helfen, potenzielle Probleme frühzeitig zu erkennen, zu überwachen und zu behandeln.
3. **EKG und Echokardiogramm:** Ein Elektrokardiogramm (EKG) und ein Echokardiogramm können zur Überprüfung der Herzfunktion durchgeführt werden. Diese Tests zeigen, ob Ihr Herz unter der Belastung durch den Bluthochdruck leidet und ob strukturelle Veränderungen oder andere Probleme vorliegen.
4. **Nierenuntersuchungen:** Die Nierenfunktion sollte regelmäßig überprüft werden, um

sicherzustellen, dass der Bluthochdruck keine Schäden verursacht hat. Dies kann durch Blut- und Urintests erfolgen, die eine wichtige Rolle bei der Früherkennung von möglichen Komplikationen spielen.

5. **Augenuntersuchungen:** Da Bluthochdruck auch die Blutgefäße in den Augen schädigen kann, sind regelmäßige Augenuntersuchungen empfehlenswert. Ihr Augenarzt kann Veränderungen im Augenhintergrund feststellen, die auf Bluthochdruck hinweisen.

6.4.3. Praktische Tipps zur Umsetzung

1. **Terminplanung:** Planen Sie regelmäßige Arztbesuche und halten Sie diese Termine konsequent ein.
2. **Dokumentation:** Führen Sie ein Blutdruck-Tagebuch und notieren Sie alle gemessenen Werte sowie eventuelle Symptome. Bringen Sie dieses Tagebuch zu Ihren Arztbesuchen mit.
3. **Fragen stellen:** Bereiten Sie sich auf Ihre Arztbesuche vor, indem Sie Fragen notieren, die Sie stellen möchten. Ihr Arzt ist Ihr Partner in der Gesundheitsversorgung und kann Ihnen helfen, Ihre Krankheit besser zu verstehen und zu managen.
4. **Medikation einhalten:** Nehmen Sie Ihre Medikamente genau nach Anweisung ein und

besprechen Sie mögliche Nebenwirkungen oder Bedenken mit Ihrem Arzt.

Durch regelmäßige Arztbesuche und eine enge Zusammenarbeit mit Ihrem Arzt können Sie Ihren Bluthochdruck effektiv kontrollieren und ein gesundes, erfülltes Leben führen. Die medizinische Überwachung und Anpassung Ihrer Therapie sind entscheidend, um langfristige Komplikationen zu vermeiden und Ihre Lebensqualität zu erhalten.

6.5. Ein erfülltes Sozialleben führen

Ein aktives und erfülltes Sozialleben ist ein wichtiger Bestandteil des Wohlbefindens und kann einen positiven Einfluss auf die Gesundheit haben, insbesondere für Menschen mit Bluthochdruck. Soziale Interaktionen und starke soziale Bindungen können Stress abbauen, die mentale Gesundheit fördern und somit auch den Blutdruck positiv beeinflussen. In diesem Abschnitt werden wir die Bedeutung eines aktiven Soziallebens für Menschen mit Bluthochdruck beleuchten, praktische Tipps zur Förderung sozialer Aktivitäten geben und aufzeigen, wie sie das allgemeine Wohlbefinden verbessern können.

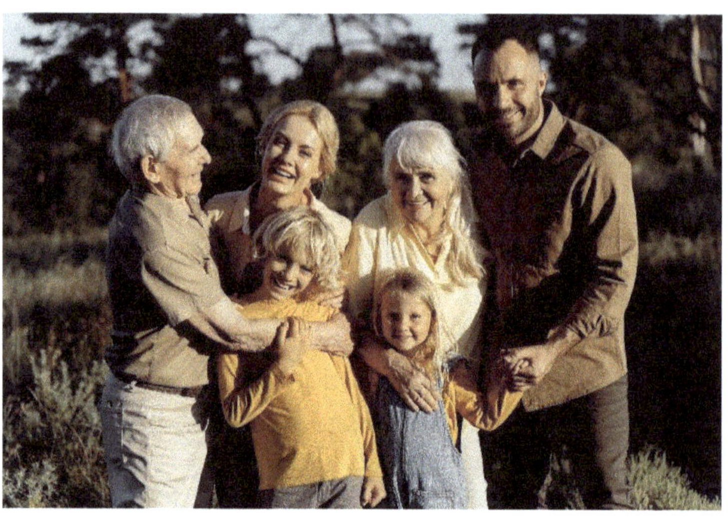

6.5.1. Die Bedeutung sozialer Interaktionen

1. Stressabbau durch soziale Unterstützung: Soziale Interaktionen bieten emotionale Unterstützung und können helfen, Stress abzubauen. Gespräche mit Freunden und Familie, das Teilen von Sorgen und das gemeinsame Lachen wirken beruhigend und entspannend. Dies kann den Blutdruck senken und das allgemeine Wohlbefinden steigern.
2. Förderung der mentalen Gesundheit: Ein aktives Sozialleben kann das Risiko von Depressionen und Angstzuständen verringern. Soziale Aktivitäten und die Zugehörigkeit zu einer Gemeinschaft geben ein Gefühl von Sicherheit

und Zugehörigkeit, was sich positiv auf die mentale Gesundheit auswirkt.

3. Erhöhung der körperlichen Aktivität: Soziale Aktivitäten beinhalten oft Bewegung, sei es beim Spaziergang mit Freunden, beim Tanzen oder bei gemeinsamen sportlichen Aktivitäten. Dies fördert die körperliche Gesundheit und unterstützt die Kontrolle des Bluthochdrucks.

6.5.2. Praktische Empfehlungen für ein aktives Sozialleben

1. **Treten Sie einer Gruppe bei:** Suchen Sie nach lokalen Gruppen oder Vereinen, die Ihren Interessen entsprechen. Ob Sportvereine, Wandergruppen, Kunst- und Handwerkskurse oder ehrenamtliche Tätigkeiten – eine solche Mitgliedschaft fördert soziale Kontakte und gibt Ihrem Alltag Struktur.

2. **Pflegen Sie bestehende Freundschaften:** Nehmen Sie sich regelmäßig Zeit, um sich mit Freunden und Familie zu treffen. Gemeinsame Aktivitäten wie Essen gehen, Spaziergänge, Spielabende oder einfach nur Gespräche bei einer Tasse Tee können Ihre sozialen Bindungen stärken.

3. **Organisieren Sie regelmäßige Treffen:** Planen Sie regelmäßige Treffen mit Freunden und Familie. Ein fester Termin im Kalender, wie ein

wöchentlicher Spaziergang oder ein monatliches Abendessen, hilft, den Kontakt aufrechtzuerhalten und fördert die sozialen Interaktionen.

4. **Nutzen Sie digitale Möglichkeiten:** Wenn persönliche Treffen schwierig sind, nutzen Sie digitale Plattformen, um in Kontakt zu bleiben. Videotelefonate, soziale Netzwerke und Messaging-Dienste bieten hervorragende Möglichkeiten, soziale Beziehungen zu pflegen, auch über große Entfernungen hinweg.

5. **Engagieren Sie sich ehrenamtlich:** Freiwilligenarbeit bietet eine wunderbare Möglichkeit, neue Menschen kennenzulernen und gleichzeitig einen positiven Beitrag zur Gemeinschaft zu leisten. Ehrenamtliche Tätigkeiten können erfüllend sein und helfen, ein starkes soziales Netzwerk aufzubauen.

6. **Lernen Sie etwas Neues:** Besuchen Sie Kurse oder Workshops, um neue Fähigkeiten zu erlernen und gleichzeitig neue Leute kennenzulernen. Ob Sprachkurse, Kochkurse oder handwerkliche Workshops – neue Lernmöglichkeiten bieten soziale Interaktionen und geistige Anregung.

7. **Praktizieren Sie Achtsamkeit in sozialen Interaktionen:** Seien Sie präsent und aufmerksam, wenn Sie Zeit mit anderen verbringen. Achtsamkeit hilft, die Qualität der

Interaktionen zu verbessern und stärkere Bindungen zu entwickeln.

6.5.3. Praktische Tipps zur Umsetzung

1. Planen Sie soziale Aktivitäten im Voraus: Setzen Sie sich feste Termine für soziale Aktivitäten und halten Sie sich daran, um eine regelmäßige Teilnahme sicherzustellen.
2. Seien Sie offen für neue Kontakte: Suchen Sie aktiv nach neuen sozialen Kontakten und seien Sie offen für neue Freundschaften.
3. Verbinden Sie soziale Aktivitäten mit Ihren Interessen: Finden Sie soziale Aktivitäten, die Ihren Hobbys und Interessen entsprechen, um die Teilnahme zu erleichtern und zu genießen.
4. Pflegen Sie Ihre Beziehungen: Investieren Sie Zeit und Energie in Ihre sozialen Beziehungen, um sie stark und gesund zu halten.

Ein aktives und erfülltes Sozialleben trägt maßgeblich zu einem gesunden und glücklichen Leben trotz Bluthochdruck bei. Soziale Unterstützung und positive Interaktionen stärken nicht nur die mentale Gesundheit, sondern tragen auch zur Kontrolle des Blutdrucks und zur allgemeinen Lebensqualität bei.

6.6. Positive Einstellung und Selbstfürsorge

Eine positive Einstellung und Selbstfürsorge sind entscheidend für das Management von Bluthochdruck und das allgemeine Wohlbefinden. Wie in den vorherigen Kapiteln dieses Buches erklärt, können regelmäßige ärztliche Kontrolle, richtige Ernährung, körperliche Aktivität und Stressmanagement den Blutdruck signifikant beeinflussen. Doch ohne eine positive Einstellung und Selbstfürsorge sind all diese Maßnahmen weniger effektiv.

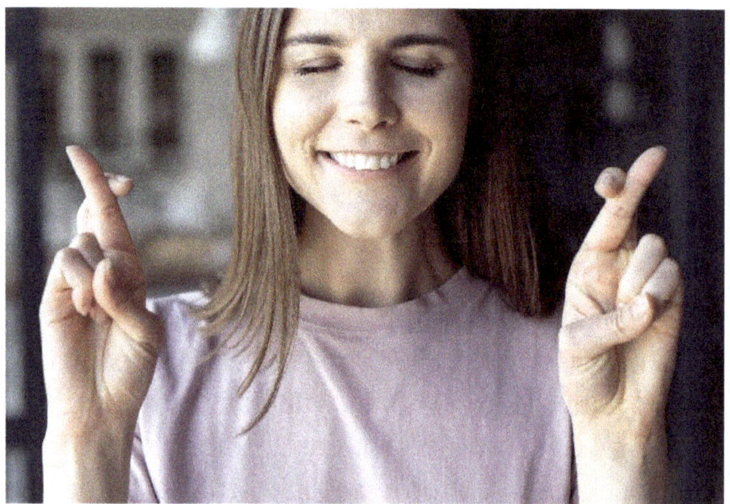

In diesem Abschnitt werden wir die Bedeutung einer positiven Einstellung und Selbstfürsorge betonen und praktische Tipps geben, wie Sie diese in Ihrem täglichen Leben integrieren können.

6.6.1. Die Bedeutung einer positiven Einstellung

1. **Mentale Stärke und Resilienz:** Eine positive Einstellung stärkt die mentale Widerstandskraft und hilft Ihnen, Herausforderungen besser zu bewältigen. Wenn Sie positiv denken, können Sie stressige Situationen besser meistern, was sich direkt auf Ihren Blutdruck auswirkt. Optimismus und eine lösungsorientierte Denkweise sind Schlüsselkomponenten einer positiven Einstellung.
2. **Förderung der Gesundheit:** Studien haben gezeigt, dass Menschen mit einer positiven Einstellung gesünder leben und länger leben. Optimismus ist mit einer besseren Herzgesundheit und einem geringeren Risiko für chronische Krankheiten verbunden. Eine positive Einstellung kann auch die Wirksamkeit medizinischer Behandlungen erhöhen.
3. **Erhöhung der Lebensqualität:** Eine positive Einstellung verbessert die Lebensqualität. Sie hilft Ihnen, Freude an kleinen Dingen zu finden, dankbar zu sein und das Leben trotz der Herausforderungen des Bluthochdrucks in vollen Zügen zu genießen.

6.6.2. Praktische Strategien zur Selbstfürsorge

1. **Tägliche Dankbarkeit:** Beginnen Sie den Tag, indem Sie drei Dinge aufschreiben, für die Sie dankbar sind. Dankbarkeit hilft, den Fokus auf das Positive zu lenken und eine optimistische Einstellung zu fördern.

2. **Positive Affirmationen:** Verwenden Sie positive Affirmationen, um Ihre Einstellung zu stärken. Sätze wie „Ich bin stark und gesund" oder „Ich kann meinen Blutdruck kontrollieren" können helfen, Ihr Selbstbewusstsein zu stärken und Ihre mentale Gesundheit zu fördern.

3. **Achtsamkeit und Meditation:** Praktizieren Sie täglich Achtsamkeit und Meditation, um Ihren Geist zu beruhigen und Stress abzubauen. Diese Techniken helfen Ihnen, im Moment zu bleiben und eine positive Perspektive zu bewahren.

4. **Pflege sozialer Kontakte:** Ein starkes soziales Netzwerk unterstützt die mentale Gesundheit. Verbringen Sie Zeit mit Freunden und Familie, teilen Sie Ihre Gedanken und Sorgen und genießen Sie die Gesellschaft von Menschen, die Ihnen wichtig sind.

5. **Hobbys und Freizeitaktivitäten:** Nehmen Sie sich regelmäßig Zeit für Hobbys und Aktivitäten, die Ihnen Freude bereiten. Ob Lesen, Malen, Musik hören oder Sport treiben –

Freizeitaktivitäten helfen, den Geist zu entspannen und das Wohlbefinden zu steigern.

6. **Selbstpflege-Rituale:** Entwickeln Sie tägliche Selbstpflege-Rituale. Dazu können ein entspannendes Bad, eine gesunde Mahlzeit, ein Spaziergang in der Natur oder einfach nur eine Pause mit einer Tasse Tee gehören. Selbstpflege hilft, den Körper und Geist in Balance zu halten.

7. **Professionelle Unterstützung:** Scheuen Sie sich nicht, professionelle Hilfe in Anspruch zu nehmen, wenn Sie sich überfordert fühlen. Ein Therapeut oder Berater kann Ihnen helfen, Stress abzubauen und eine positive Einstellung zu fördern.

6.6.3. Praktische Tipps zur Umsetzung

1. **Setzen Sie sich realistische Ziele:** Kleine, erreichbare Ziele helfen, Motivation und Selbstbewusstsein zu stärken.

2. **Feiern Sie Erfolge:** Feiern Sie Ihre Fortschritte, egal wie klein sie sein mögen. Jeder Schritt in Richtung besserer Gesundheit ist ein Erfolg.

3. **Bleiben Sie flexibel:** Seien Sie bereit, Ihre Pläne und Strategien anzupassen, wenn etwas nicht wie erwartet funktioniert. Flexibilität hilft, Frustration zu vermeiden und eine positive Einstellung beizubehalten.

4. **Schaffen Sie eine unterstützende Umgebung:** Umgeben Sie sich mit positiven Menschen und einer Umgebung, die Ihre Gesundheitsziele unterstützt.

Durch eine positive Einstellung und bewusste Selbstfürsorge können Sie Ihre Lebensqualität erheblich verbessern und die Herausforderungen des Bluthochdrucks besser bewältigen. Indem Sie sich um sich selbst kümmern und eine optimistische Perspektive einnehmen, schaffen Sie die Grundlage für ein erfülltes und glückliches Leben trotz Bluthochdruck.

6.7. Abschlusswort

Herzlichen Glückwunsch! Sie haben nun eine umfassende Anleitung erhalten, wie Sie trotz Bluthochdruck ein erfülltes und glückliches Leben führen können. Indem Sie sich auf eine ausgewogene Ernährung, regelmäßige Bewegung, effektives Stressmanagement, eine enge Zusammenarbeit mit Ihrem Arzt und eine positive Einstellung konzentrieren, haben Sie die Werkzeuge, um Ihre Gesundheit zu verbessern und Ihre Lebensqualität zu steigern.

Die Kapitel dieses Buches haben Ihnen gezeigt, dass Bluthochdruck zwar eine Herausforderung ist, aber keineswegs das Ende eines erfüllten Lebens bedeuten muss. Durch bewusste Entscheidungen und eine proaktive Herangehensweise können Sie den Bluthochdruck kontrollieren und das Risiko für schwerwiegende Komplikationen erheblich verringern.

Im nächsten Kapitel werden wir die möglichen Folgen und Komplikationen des Bluthochdrucks näher betrachten, insbesondere die Auswirkungen auf lebenswichtige Organe wie das Herz, die Nieren und das Gehirn. Es ist wichtig zu verstehen, welche Schäden ein unkontrollierter Bluthochdruck verursachen kann, um die Bedeutung einer konsequenten Behandlung und Überwachung zu erkennen. Gemeinsam werden wir untersuchen, wie Sie diese Komplikationen vermeiden und Ihre langfristige Gesundheit schützen können.

Bleiben Sie motiviert und positiv – Ihr Einsatz und Ihre Bemühungen werden sich lohnen!

BLUTHOCHDRUCK
Der stille Killer!

Kapitel

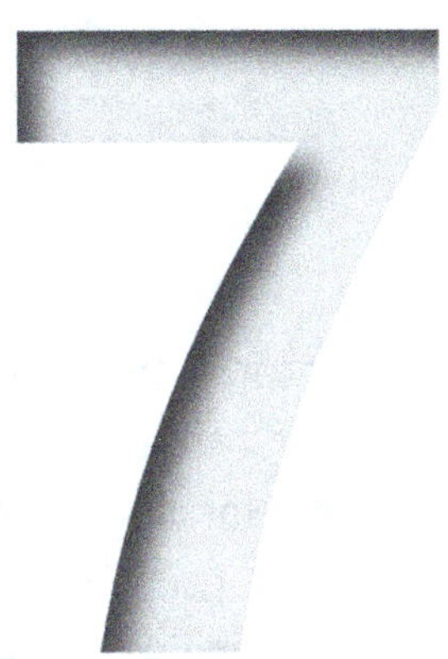

7

Weitere Hilfsmittel und Ressourcen:

Praktische Empfehlungen für den Alltag

Willkommen im siebten Kapitel dieses Buches, das Ihnen weitere Hilfsmittel und praktische Empfehlungen an die Hand geben soll, um Ihren Bluthochdruck effektiv zu managen. In den vorangegangenen Kapiteln haben wir die Grundlagen des Bluthochdrucks, seine Ursachen und Risikofaktoren sowie Diagnose- und Behandlungsmethoden ausführlich besprochen. Dieses Kapitel zielt darauf ab, Ihnen weiterführende Ressourcen und konkrete Hilfsmittel zu bieten, die Ihren Alltag erleichtern und Ihre Gesundheitskompetenz stärken können.

Sie finden hier ein Glossar, das medizinische Fachbegriffe in verständlicher Sprache erklärt, sowie

Checklisten, die Ihnen helfen, gut vorbereitet zum Arzt zu gehen und Ihre Blutdruckwerte systematisch zu überwachen. Ernährungspläne und Vorschläge für körperliche Aktivitäten unterstützen Sie dabei, Ihren Lebensstil gesundheitsfördernd zu gestalten. Zudem stellen wir Ihnen Techniken zur Stressbewältigung vor, die eine wesentliche Rolle bei der Blutdruck-kontrolle spielen können.

Inspirierende Fallbeispiele und Erfolgsgeschichten sollen Ihnen Mut machen und zeigen, dass ein effektives Management des Bluthochdrucks möglich ist. Darüber hinaus bieten wir interaktive Elemente wie QR-Codes, die Sie zu weiterführenden Online-Ressourcen führen, um Ihr Wissen zu vertiefen.

Wir hoffen, dass diese zusätzlichen Empfehlungen und praktischen Hilfsmittel Ihnen wertvolle Unterstützung bieten und Sie ermutigen, aktiv an Ihrer Gesundheit zu arbeiten. Denn Ihr Wohlbefinden liegt uns am Herzen.

7.1. Praktische Checklisten für verschiedene Situationen

Dieser Abschnitt bietet Ihnen eine Sammlung praktischer Checklisten, die Ihnen helfen sollen, besser vorbereitet zu sein und Ihre Gesundheit effektiver zu managen. Die Checklisten sind darauf ausgelegt, Ihnen bei verschiedenen Situationen Unterstützung zu bieten, von Arztbesuchen bis hin zur täglichen Blutdruckkontrolle.

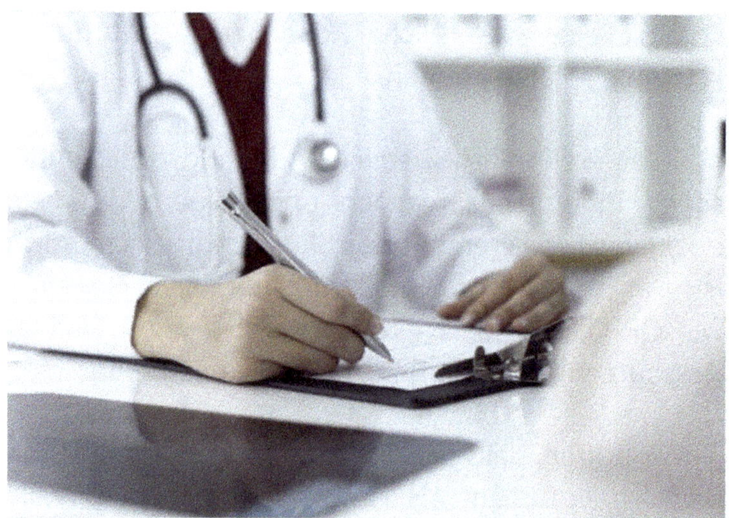

7.1.1. Checkliste für den Arztbesuch

Ein gut vorbereiteter Arztbesuch kann Ihnen helfen, die bestmögliche Betreuung zu erhalten. Hier sind einige wichtige Punkte, die Sie beachten sollten:

1. **Liste der aktuellen Medikamente:** Notieren Sie alle Medikamente, die Sie derzeit einnehmen, einschließlich Dosierung und Häufigkeit.

2. **Aufzeichnungen der Blutdruckmessungen:** Bringen Sie ein Protokoll Ihrer Blutdruckwerte der letzten Wochen mit.
3. **Fragen an den Arzt:** Bereiten Sie eine Liste mit Fragen vor, die Sie Ihrem Arzt stellen möchten.
4. **Notizen zu Symptomen oder Veränderungen:** Notieren Sie alle neuen oder veränderten Symptome, die Sie bemerkt haben.
5. **Allergien und Unverträglichkeiten:** Listen Sie alle bekannten Allergien oder Unverträglichkeiten auf.
6. **Vorherige Untersuchungen und Befunde:** Bringen Sie Berichte oder Ergebnisse von früheren Untersuchungen mit.

7.1.2. Checkliste zur täglichen Blutdruckkontrolle

Regelmäßige Blutdruckmessungen sind entscheidend für das Management von Bluthochdruck. Diese Checkliste hilft Ihnen, Ihre Messungen korrekt und konsistent durchzuführen:

1. **Blutdruckmessgerät:** Stellen Sie sicher, dass Ihr Blutdruckmessgerät gut funktioniert und kalibriert ist.
2. **Ruhephase:** Messen Sie Ihren Blutdruck nach einer 5-minütigen Ruhephase.

3. **Korrekte Position:** Sitzen Sie aufrecht mit gestütztem Rücken und legen Sie den Arm auf Herzhöhe ab.

4. **Regelmäßigkeit:** Messen Sie Ihren Blutdruck zur gleichen Zeit des Tages, vorzugsweise morgens und abends.

5. **Notieren der Werte:** Führen Sie ein Tagebuch, in dem Sie Datum, Uhrzeit und die gemessenen Werte eintragen.

6. **Vermeiden von Koffein und Nikotin:** Vermeiden Sie vor der Messung Koffein, Nikotin und körperliche Anstrengung.

7.1.3. Checkliste zur Ernährungsumstellung

Eine gesunde Ernährung ist ein wichtiger Bestandteil der Blutdruckkontrolle. Diese Checkliste unterstützt Sie bei der Umstellung auf eine blutdruckfreundliche Ernährung:

1. **Salzreduktion:** Reduzieren Sie die Salzaufnahme auf maximal 5-6 Gramm pro Tag.

2. **Obst und Gemüse:** Integrieren Sie mindestens fünf Portionen Obst und Gemüse täglich in Ihre Mahlzeiten.

3. **Vollkornprodukte:** Ersetzen Sie raffinierte Kohlenhydrate durch Vollkornprodukte.

4. **Fettarme Proteine:** Wählen Sie magere Fleischsorten, Fisch, Hülsenfrüchte und fettarme Milchprodukte.
5. **Gesunde Fette:** Verwenden Sie pflanzliche Öle wie Oliven- oder Rapsöl anstelle von tierischen Fetten.
6. **Hydration:** Trinken Sie ausreichend Wasser, mindestens 1,5 bis 2 Liter pro Tag.

7.1.4. Checkliste zur Stressbewältigung

Stress kann den Blutdruck erhöhen. Diese Checkliste hilft Ihnen, Techniken zur Stressbewältigung in Ihren Alltag zu integrieren:

1. **Atemübungen:** Praktizieren Sie tiefe Atemübungen oder Atemmeditation täglich.
2. **Zeit für Entspannung:** Planen Sie täglich Zeit für Entspannungsaktivitäten wie Lesen, Musikhören oder Spazierengehen ein.
3. **Bewegung:** Integrieren Sie regelmäßige körperliche Aktivität in Ihren Alltag.
4. **Soziale Kontakte:** Pflegen Sie regelmäßigen Kontakt zu Freunden und Familie.
5. **Schlafhygiene:** Sorgen Sie für ausreichend Schlaf und eine regelmäßige Schlafroutine.
6. **Hobbys:** Widmen Sie sich Hobbys, die Ihnen Freude bereiten und helfen, den Kopf freizubekommen.

7.1.5. Checkliste für Notfallsituationen

Für den Fall eines medizinischen Notfalls sollten Sie stets vorbereitet sein. Diese Checkliste hilft Ihnen, wichtige Informationen und Ressourcen griffbereit zu haben:

1. **Notrufnummern:** Halten Sie die Notrufnummern für den Rettungsdienst und Ihren Hausarzt bereit.
2. **Medizinische Unterlagen:** Bewahren Sie wichtige medizinische Unterlagen wie Allergieausweise und Medikamentenlisten an einem zugänglichen Ort auf.
3. **Erste-Hilfe-Set:** Halten Sie ein gut ausgestattetes Erste-Hilfe-Set griffbereit.
4. **Kontaktpersonen:** Notieren Sie die Kontaktdaten von nahestehenden Personen, die im Notfall benachrichtigt werden sollen.
5. **Plan für medizinische Notfälle:** Besprechen Sie mit Ihrem Arzt, wie Sie in bestimmten Notfallsituationen reagieren sollten.

Diese Checklisten sollen Ihnen helfen, sich besser auf verschiedene Situationen vorzubereiten und Ihre Gesundheit aktiv zu managen. Nutzen Sie diese Hilfsmittel, um Ihre Blutdruckkontrolle und allgemeine Gesundheitsvorsorge zu verbessern.

7.2. Detaillierte Ernährungspläne

Eine gesunde Ernährung spielt eine wesentliche Rolle bei der Kontrolle des Blutdrucks und kann dazu beitragen, Ihr allgemeines Wohlbefinden zu verbessern. In diesem Abschnitt finden Sie konkrete Ernährungspläne und Beispiele für Mahlzeiten, die Ihnen helfen können, Ihren Blutdruck zu senken und zu kontrollieren. Diese Pläne sind einfach zu befolgen und enthalten eine Vielzahl von nährstoffreichen Lebensmitteln.

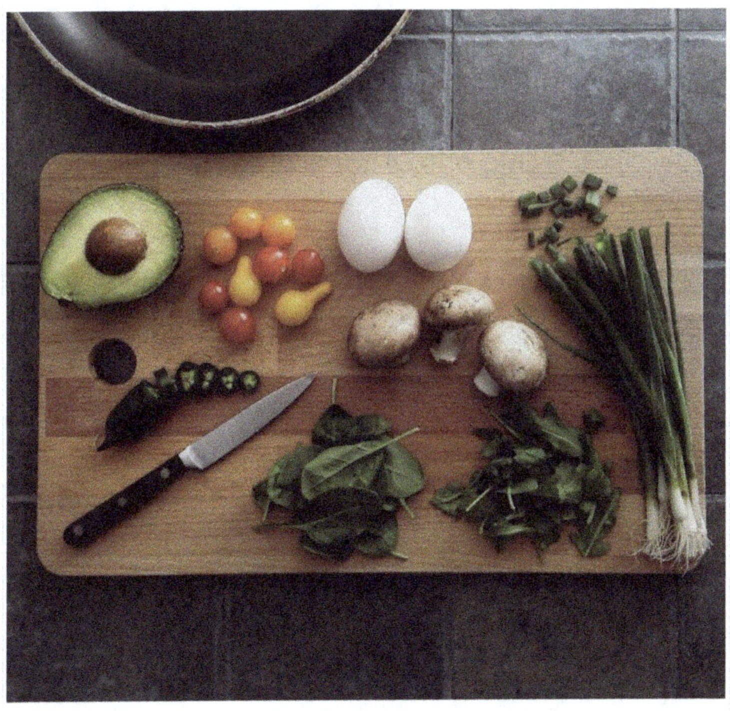

7.2.1. Frühstück

Haferflocken mit Beeren und Nüssen: Haferflocken sind reich an Ballaststoffen und helfen, den Cholesterinspiegel zu senken. Kombinieren Sie sie mit frischen Beeren, die reich an Antioxidantien sind, und einer Handvoll Nüssen für gesunde Fette.

Beispiel:

- 1 Tasse Haferflocken

- 1/2 Tasse Heidelbeeren

- 1/2 Tasse Himbeeren

- 1 EL Mandeln oder Walnüsse

- 1 TL Honig oder Ahornsirup (optional)

7.2.2. Mittagessen

Gegrilltes Hähnchen mit Quinoa und gedünstetem Gemüse: Dieses Mittagessen ist reich an Proteinen und enthält viele Vitamine und Mineralstoffe, die wichtig für die Herzgesundheit sind.

Beispiel:

- 150 g gegrilltes Hähnchenbrustfilet

- 1 Tasse gekochte Quinoa

- Gedünstetes Gemüse wie Brokkoli, Karotten und Paprika

- 1 EL Olivenöl zum Anrichten

- Frische Kräuter wie Petersilie oder Koriander zum Garnieren

7.2.3. Abendessen

Lachs mit Süßkartoffeln und grünen Bohnen: Lachs ist eine ausgezeichnete Quelle für Omega-3-Fettsäuren, **die** helfen können, den Blutdruck zu senken. Süßkartoffeln sind reich an Kalium, und grüne Bohnen liefern Ballaststoffe und wichtige Nährstoffe.

Beispiel:

- 200 g Lachsfilet, im Ofen gebacken oder gegrillt

- 1 große Süßkartoffel, in Scheiben geschnitten und im Ofen gebacken

- 1 Tasse grüne Bohnen, gedünstet

- Zitronensaft und Dill zum Würzen des Lachses

- 1 TL Olivenöl über die Süßkartoffeln

7.2.4. Snacks

Frisches Obst und Gemüse: Halten Sie stets frisches Obst und Gemüse bereit, um zwischen den Mahlzeiten gesunde Snacks zu sich zu nehmen.

Beispiel:

- Apfelscheiben mit einem Löffel Mandelbutter
- Karotten- und Gurkensticks mit Hummus
- Eine Handvoll Beeren oder Trauben
- Eine Handvoll Mandeln, Walnüsse und Kürbiskerne

7.2.5. Getränke

Wasser und Kräutertees: Achten Sie darauf, ausreichend Wasser zu trinken, um hydratisiert zu bleiben. Kräutertees ohne Zuckerzusatz können ebenfalls eine gesunde Alternative zu gesüßten Getränken sein.

Beispiel:

- 8-10 Gläser Wasser pro Tag
- Wasser mit Scheiben von Zitrone, Gurke und frischen Minzblättern
- Pfefferminztee, Kamillentee oder Ingwertee

7.2.6. Süßigkeiten und Desserts

Dunkle Schokolade: Dunkle Schokolade mit einem hohen Kakaoanteil (mindestens 70%) kann in Maßen genossen werden und bietet Antioxidantien, die gut für das Herz sind.

Beispiel:

- Ein kleines Stück (ca. 20-30 g) dunkle Schokolade als Dessert nach dem Abendessen

Diese Ernährungspläne sind so gestaltet, dass sie leicht in Ihren Alltag integriert werden können und Ihnen helfen, eine herzgesunde Ernährung zu praktizieren. Variieren Sie die Lebensmittel und experimentieren Sie mit verschiedenen Rezepten, um Ihre Mahlzeiten abwechslungsreich und spannend zu gestalten.

7.3. Körperliche Aktivitäten

Regelmäßige körperliche Aktivität ist ein entscheidender Faktor für die Kontrolle und Senkung des Blutdrucks. Sie trägt nicht nur zur Herzgesundheit bei, sondern verbessert auch das allgemeine Wohlbefinden. Hier finden Sie Vorschläge für verschiedene Arten von Aktivitäten, die leicht in Ihren Alltag integriert werden können, um den Blutdruck positiv zu beeinflussen.

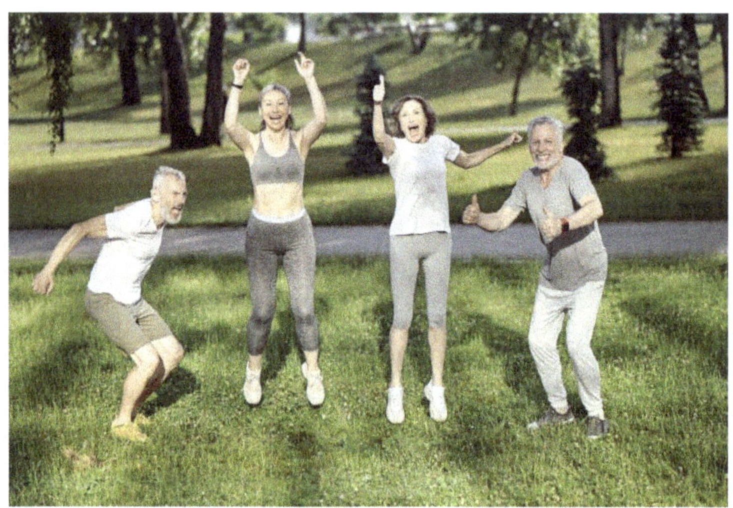

7.3.1. Moderate Aktivitäten

Tägliche Spaziergänge: Ein 30-minütiger Spaziergang an der frischen Luft kann Wunder für Ihre Gesundheit bewirken. Versuchen Sie, in einem zügigen Tempo zu gehen, um Ihren Puls zu erhöhen.

Radfahren: Radfahren, sei es auf dem Weg zur Arbeit oder als Freizeitbeschäftigung, ist eine ausgezeichnete Möglichkeit, die Herz-Kreislauf-

Gesundheit zu fördern. Streben Sie mindestens 20-30 Minuten pro Tag an.

Schwimmen: Schwimmen ist eine schonende Ganzkörperübung, die das Herz stärkt und den Blutdruck senkt. Versuchen Sie, mindestens zweimal pro Woche schwimmen zu gehen.

Yoga: Yoga kombiniert körperliche Übungen mit Atemtechniken und Meditation, was sowohl den Blutdruck senken als auch Stress reduzieren kann. Suchen Sie nach lokalen Kursen oder Online-Videos für Anfänger.

7.3.2. Intensivere Aktivitäten

Joggen: Regelmäßiges Joggen kann helfen, den Blutdruck langfristig zu senken. Beginnen Sie mit kurzen **Intervallen** und steigern Sie allmählich die Dauer und Intensität Ihrer Läufe.

Aerobic: Aerobic-Kurse oder -Videos bieten eine unterhaltsame Möglichkeit, in Form zu kommen und die Herzgesundheit zu verbessern. Ziel ist es, dreimal pro Woche an einer Sitzung teilzunehmen.

Krafttraining: Krafttraining stärkt nicht nur die Muskeln, sondern kann auch helfen, den Blutdruck zu kontrollieren. Verwenden Sie Gewichte oder

Widerstandsbänder und trainieren Sie mindestens zweimal pro Woche alle großen Muskelgruppen.

Tanzen: Tanzen ist eine spaßige Möglichkeit, aktiv zu bleiben. Ob in einem Tanzkurs oder einfach zu Hause zu Ihrer Lieblingsmusik, Tanzen fördert die Durchblutung und stärkt das Herz.

7.3.3. Praktische Tipps zur Integration von Bewegung in den Alltag

Treppen steigen: Nutzen Sie Treppen statt des Aufzugs, um Ihre tägliche Aktivität zu steigern.

Aktive Pausen: Machen Sie während der Arbeit oder beim Fernsehen kurze Bewegungspausen. Ein paar Minuten Dehnübungen oder leichte Gymnastik können Wunder wirken.

Gemeinsame Aktivitäten: Machen Sie Bewegung zu einer sozialen Aktivität. Verabreden Sie sich mit Freunden zum Spazierengehen, Radfahren oder zu Fitnesskursen.

Planung und Routine: Planen Sie feste Zeiten für körperliche Aktivität in Ihren Tagesablauf ein. Konsequent eingehaltene Routinen machen es leichter, aktiv zu bleiben.

Durch die Integration dieser körperlichen Aktivitäten in Ihren Alltag können Sie einen positiven Einfluss auf Ihren Blutdruck und Ihre allgemeine Gesundheit ausüben. Beginnen Sie mit kleinen Schritten und steigern Sie allmählich die Intensität und Dauer Ihrer Aktivitäten, um nachhaltige Ergebnisse zu erzielen.

7.4. Stressbewältigungstechniken

Stress kann einen erheblichen Einfluss auf den Blutdruck haben, daher ist es wichtig, effektive Methoden zur Stressbewältigung zu finden. In diesem Abschnitt finden Sie verschiedene Techniken, die Ihnen helfen können, Stress abzubauen und dadurch Ihren Blutdruck zu senken.

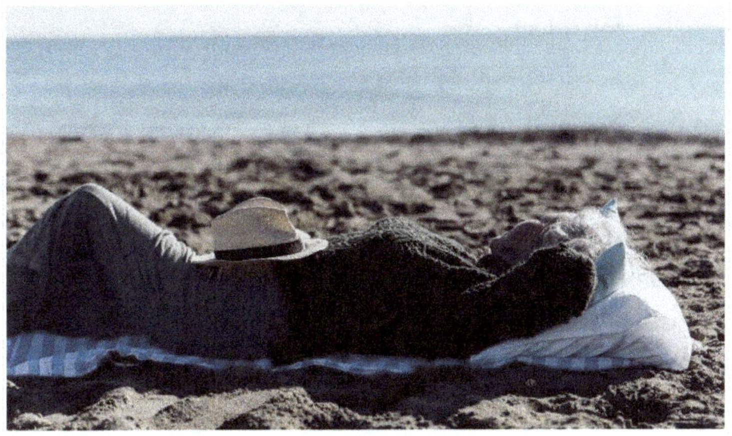

7.4.1. Tiefe Atemübungen

Regelmäßige, tiefe Atemzüge zur Entspannung: Diese Technik ist einfach durchzuführen und kann jederzeit angewendet werden, um sich zu entspannen und den Blutdruck zu senken.

Beispiel:

- Setzen Sie sich bequem hin und schließen Sie die Augen.

- Atmen Sie langsam durch die Nase ein und zählen Sie dabei bis vier.

- Halten Sie den Atem für vier Sekunden an.

- Atmen Sie langsam durch den Mund aus und zählen Sie dabei bis sechs.

- Wiederholen Sie diese Übung für fünf bis zehn Minuten.

7.4.2. Meditation

Tägliche Meditation zur Reduzierung von Stress: Meditation kann helfen, den Geist zu beruhigen und Stress abzubauen. Regelmäßige Praxis kann langfristig zu einer Senkung des Blutdrucks beitragen.

Beispiel:

- Finden Sie einen ruhigen Ort und setzen Sie sich bequem hin.

- Schließen Sie die Augen und konzentrieren Sie sich auf Ihren Atem.

- Lassen Sie Gedanken kommen und gehen, ohne sich an ihnen festzuhalten.

- Beginnen Sie mit fünf Minuten und steigern Sie die Dauer allmählich auf 20 Minuten pro Tag.

7.4.3. Yoga

Kombination aus körperlicher Bewegung und Atemübungen: Yoga verbindet körperliche Übungen mit Atemtechniken und Meditation, was eine umfassende Methode zur Stressbewältigung darstellt.

Beispiel:

- Nehmen Sie an einem Yoga-Kurs teil oder nutzen Sie Online-Videos für Anfänger.

- Praktizieren Sie einfache Asanas (Yoga-Posen) wie den herabschauenden Hund oder die Katze-Kuh-Bewegung.

- Führen Sie diese Übungen drei- bis viermal pro Woche für 20-30 Minuten durch.

7.4.4. Progressive Muskelentspannung

Entspannung durch schrittweises An- und Entspannen der Muskelgruppen: Diese Technik hilft, körperliche Anspannung abzubauen und fördert die allgemeine Entspannung.

Beispiel:

- Setzen oder legen Sie sich bequem hin und schließen Sie die Augen.

- Spannen Sie nacheinander verschiedene Muskelgruppen (z.B. Hände, Arme, Schultern) für fünf bis zehn Sekunden an und entspannen Sie sie dann.

- Wiederholen Sie diesen Vorgang für alle großen Muskelgruppen des Körpers.

7.4.5. Achtsamkeitstraining

Fokus auf den gegenwärtigen Moment zur Stressreduktion: Achtsamkeitstraining hilft, den Geist zu beruhigen und sich auf das Hier und Jetzt zu konzentrieren.

Beispiel:

- Nehmen Sie sich jeden Tag ein paar Minuten Zeit, um Ihre Sinne bewusst wahrzunehmen.

- Konzentrieren Sie sich auf Geräusche, Gerüche oder das Gefühl von Gegenständen in Ihrer Umgebung.

- Üben Sie Achtsamkeit während alltäglicher Aktivitäten wie Essen oder Spazierengehen.

Durch die Integration dieser Stressbewältigungstechniken in Ihren Alltag können Sie nicht nur Ihren Blutdruck senken, sondern auch Ihr allgemeines Wohlbefinden verbessern. Experimentieren Sie mit verschiedenen Methoden, um herauszufinden, welche für Sie am besten funktioniert.

7.5. Fallbeispiele und Erfolgsgeschichten

Inspirierende Geschichten von Patienten, die ihren Blutdruck erfolgreich gesenkt haben, können motivierend wirken und praktische Einblicke bieten. Hier sind einige Erfolgsgeschichten, die zeigen, wie verschiedene Menschen ihre Blutdruckwerte durch unterschiedliche Maßnahmen erfolgreich gesenkt haben.

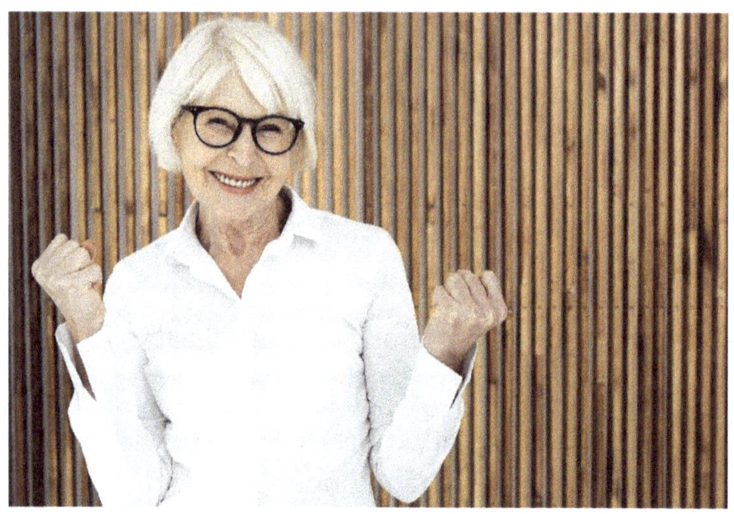

7.5.1. Herr Schmidt, 65 Jahre

Kombination von medikamentöser Therapie und Stressbewältigungstechniken: Herr Schmidt nahm zunächst blutdrucksenkende Medikamente ein, ergänzte dies jedoch durch Techniken zur Stressbewältigung wie tiefe Atemübungen und Meditation. Diese Kombination half ihm, seinen Blutdruck langfristig zu stabilisieren und die Medikamentendosierung schrittweise zu reduzieren (CDC) (Quelle: Smart Nutrition, Superior Health.).

7.5.2. Ned, 70 Jahre

Erfolgreiche Blutdrucksenkung durch Ernährungsumstellung und Bewegung: Ned, ein

Gesundheitsbewusster, hatte fast 30 Jahre lang mit Bluthochdruck zu kämpfen. Durch eine Kombination aus Ernährungsumstellung, regelmäßiger Bewegung und der Einnahme von Nahrungsergänzungsmitteln konnte er seinen Blutdruck auf ein gesundes Niveau senken und die Medikation komplett absetzen. Heute liegt sein Blutdruck bei durchschnittlich 125/75 mmHg (Quelle: Whitaker Wellness Institute).

7.5.3. Lauren, 34 Jahre

Erfolgreiche Blutdrucksenkung durch eine pflanzliche Ernährung: Lauren wurde mit unerklärlich hohem Blutdruck diagnostiziert. Nach Jahren auf Medikamenten entschied sie sich, eine pflanzliche Ernährung auszuprobieren, inspiriert durch die Dokumentation "Forks Over Knives". Innerhalb weniger Wochen normalisierte sich ihr Blutdruck, und sie konnte die Medikamente absetzen. Lauren fühlt sich jetzt gesünder und hat mehr Energie als je zuvor (Quelle: Forks Over Knives)

7.5.4. Kim, 45 Jahre

Erfolgreiche Blutdrucksenkung durch den Nutritarian-Diätansatz: Kim hatte einen sehr hohen Blutdruck von 172/104 mmHg und wurde zunächst medikamentös behandelt. Nach der Umstellung auf die Nutritarian-Diät, die reich an pflanzlichen

Lebensmitteln und arm an verarbeiteten Lebensmitteln ist, konnte Kim nicht nur Gewicht verlieren, sondern auch ihre Blutdruckwerte drastisch verbessern. Innerhalb weniger Monate konnte sie die Medikamenteneinnahme komplett einstellen (Quelle: Smart Nutrition, Superior Health.).

7.5.5. Jon, 39 Jahre

Erholung nach einem Schlaganfall und Senkung des Blutdrucks durch Lebensstiländerungen: Jon erlitt im Alter von 39 Jahren einen Schlaganfall aufgrund von unkontrolliertem Bluthochdruck. Nach seiner Genesung begann er, regelmäßig an 10K-Läufen teilzunehmen und führte ein strenges Monitoring seines Blutdrucks durch. Durch eine ausgewogene Ernährung und regelmäßige körperliche Aktivität konnte Jon seinen Blutdruck erfolgreich senken und ein gesundes Leben führen Quelle: (Quelle:Blood Pressure UK).

7.5.6. Frankie und Myrl

Blutdrucksenkung durch ganzheitliche Therapie: Frankie und Myrl Wade aus Jacksonville, Alabama, waren beide auf mehrere Medikamente angewiesen, um ihren Blutdruck zu kontrollieren. Nach einem Besuch im Whitaker Wellness Institute wurden sie schrittweise von den Medikamenten entwöhnt und begannen ein blutdrucksenkendes Regime aus herzgesunder Ernährung, täglichem Spaziergang und Nahrungsergänzungsmitteln. Heute sind beide frei von verschreibungspflichtigen Medikamenten und ihr Blutdruck ist im Normalbereich (Quelle: Whitaker Wellness Institute).

7.5.7. Dennis Detweiler, 66 Jahre

Umfassender Ansatz zur Blutdruckkontrolle und Gewichtsabnahme: Dennis Detweiler hatte einen sehr hohen Blutdruck von 175/112 mmHg sowie weitere Gesundheitsprobleme wie erhöhten Blutzucker und Cholesterin. Nach einem umfassenden Programm im Whitaker Wellness Institute, das Ernährung, Bewegung und verschiedene Therapien umfasste, konnte Dennis seinen Blutdruck auf 120/75 mmHg senken. Er verlor zudem 15 Pfund und berichtete von einer erheblichen Verbesserung seines allgemeinen Wohlbefindens (Quelle: Whitaker Wellness Institute).

Diese Fallbeispiele zeigen, dass es verschiedene Wege gibt, den Blutdruck erfolgreich zu senken. Ob durch Ernährungsumstellungen, medikamentöse Therapien, Stressbewältigungstechniken oder regelmäßige körperliche Aktivität – jeder Ansatz kann individuell angepasst werden, um optimale

Ergebnisse zu erzielen. Lassen Sie sich von diesen Geschichten inspirieren und finden Sie den Weg, der am besten zu Ihnen passt.

7.6. Abschlusswort

Vielen Dank, dass Sie sich die Zeit genommen haben, die praktischen Empfehlungen und Hilfsmittel in diesem Kapitel durchzulesen. Es ist unser Ziel, Ihnen nicht nur theoretisches Wissen, sondern auch konkrete Werkzeuge und Strategien an die Hand zu geben, die Ihnen im Alltag helfen können. Eine ganzheitliche Herangehensweise an Ihre Gesundheit, die sowohl medizinische als auch lebensstilbezogene Maßnahmen umfasst, ist entscheidend für die effektive Kontrolle Ihres Blutdrucks.

Im nächsten Kapitel finden Sie eine Reihe von Visualisierungen, die die in diesem Buch behandelten Themen veranschaulichen. Diese Diagramme und Tabellen sollen Ihnen helfen, die Informationen noch besser zu verstehen und umzusetzen. Lassen Sie uns gemeinsam den nächsten Schritt zu einem gesünderen Leben machen.

Kapitel

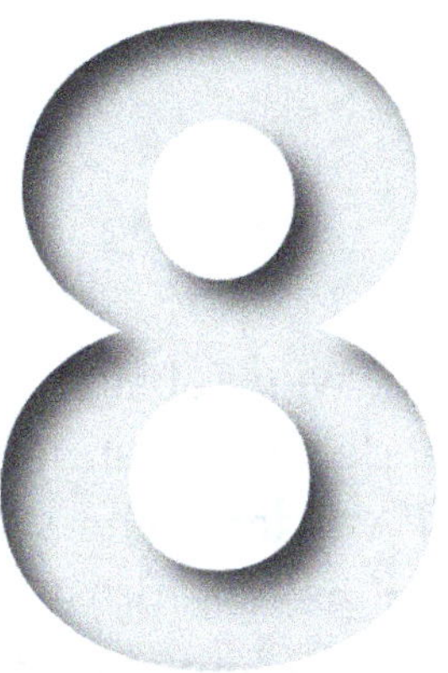

Visualisierungen:Grafische Darstellungen und Tabellen für ein besseres Verständnis

Visualisierungen wie Tabellen und Diagramme sind hervorragende Werkzeuge, um komplexe Informationen auf verständliche Weise darzustellen. Sie können dabei helfen, die Risikofaktoren und deren Einfluss auf den Blutdruck besser zu verstehen sowie die Verteilung von Bluthochdruck in verschiedenen Altersgruppen und die empfohlenen Blutdruckwerte nach Altersgruppen zu veranschaulichen. Solche grafischen Darstellungen erleichtern es den Lesern, Zusammenhänge schnell zu erkennen und wichtige Informationen auf einen Blick zu erfassen. Zusätzlich können sie dabei unterstützen, individuelle Gesundheitsziele zu setzen und den Fortschritt im Verlauf der Behandlung zu überwachen.

8.1. Einfluss der verschiedenen Risikofaktoren auf den Blutdruck

Diese Tabelle zeigt das Risiko für Bluthochdruckpatienten basierend auf Blutdruckkategorien und Risikofaktoren. Es verdeutlicht, dass das Risiko von "niedrig" bis "sehr hoch" variiert, abhängig vom Blutdruckwert und zusätzlichen gesundheitlichen Risikofaktoren.

Risikofaktoren	Hoch-normal	Hyper-tonie Grad 1	Hyper-tonie Grad 2	Hype-rtonie Grad 3
Keine weiteren Risikofaktoren	Sehr Niedrig	Niedrig	Moderat	Hoch
1 bis 2 Risikofaktoren	Niedrig	Moderat	Moderat bis Hoch	Hoch
≥ 3 Risikofaktoren	Niedriges bis moderat	Moderat bis Hoch	Hoch	Hoch
Endorganschäden, chronische Nierenerkrankung, Stadium III oder Diabetes	Moderat bis Hoch	Hoch	Hoch	Hoch bis sehr hoch
Symptomatische kardiovaskuläre Erkrankungen, chronische Nierenerkrankung, Stadium ≥ 4 oder Diabetes mit Endorganschäden oder Risikofaktoren	Sehr hoch	Sehr hoch	Sehr hoch	Sehr hoch

8.2. Wahrscheinlichkeit des Bluthochdrucks in verschied. Altersgruppen

Diese Tabelle zeigt die Wahrscheinlichkeit, in verschiedenen Altersgruppen an Bluthochdruck zu leiden. Es illustriert die prozentuale Verteilung von Bluthochdruckfällen und hilft dabei, das altersbedingte Risiko einzuschätzen. Wie ersichtlich, haben Männer in fast allen Altersgruppen ein höheres Risiko. Das Risiko steigt deutlich mit zunehmendem Alter bei beiden Geschlechtern, was die Bedeutung präventiver Maßnahmen im Laufe des Lebens unterstreicht.

Alter	Frauen (%)	Männer (%)
18-29	2	8
30-39	5	12
40-49	17	27
50-59	34	42
60-69	62	58
70-79	74	72

Mit fortschreitendem Lebensalter steigt die Wahrscheinlichkeit, an Bluthochdruck zu erkranken, deutlich an. Tatsächlich sind ca. 60% der Menschen über 60 Jahren, und über 70% der Menschen über 70 Jahre von Bluthochdruck betroffen.

8.3. Empfohlenen Blutdruckwerten nach Altersgruppen

Die folgende Tabelle präsentiert die empfohlenen Blutdruckwerte für verschiedene Altersgruppen. Es dient dazu, die Zielwerte für den Blutdruck besser zu verstehen und zu erkennen, wann der Blutdruck als erhöht betrachtet wird. Diese Richtlinien sind entscheidend für die Überwachung und Kontrolle des Blutdrucks, um das Risiko von Bluthochdruck-assoziierten Komplikationen wie Herzinfarkt, Schlaganfall und Nierenschäden zu minimieren und die allgemeine Gesundheit zu fördern.

Gruppe	Blutdruck (mmHg)
Kleinkinder	85-95/60
Kinder	95-100/60-70
Jugendliche	100-110/70-80
Erwachsene	120-130/80-85
Senioren	<140/<90

Diese Tabelle zeigt die normalen Blutdruckwerte für verschiedene Altersgruppen.

8.4. Verteilung der Blutdruckmesswerte in der Bevölkerung

Diese faszinierende Tabelle veranschaulicht die vielfältige Verteilung der Blutdruckmesswerte in der Bevölkerung und gibt uns einen Einblick in die Prävalenz von normalem, erhöhtem und hohem Blutdruck bei Menschen verschiedener Altersgruppen und Lebensstile.

Messung	% normal	% akzeptabel	% kritisch
Systolisch	18	25	57
Diastolisch	37	25	38

Die Tabelle zeigt die prozentuale Verteilung von systolischem und diastolischem Blutdruck in verschiedenen Kategorien: normal, akzeptabel und kritisch. Bei der systolischen Messung sind 18% der Werte normal, 25% akzeptabel und 57% kritisch. Für den diastolischen Blutdruck sind 37% der Werte normal, 25% akzeptabel und 38% kritisch. Diese Daten verdeutlichen, dass ein signifikanter Anteil der Blutdruckmessungen in den kritischen Bereich fällt, was auf die Notwendigkeit einer sorgfältigen Überwachung und Behandlung hinweist, um schwerwiegende gesundheitliche Folgen zu vermeiden.

8.5. Auswirkungen verschiedener Sportarten auf den Blutdruck

Dieses Diagramm veranschaulicht die Auswirkungen verschiedener körperlicher Aktivitäten auf den Blutdruck. Es zeigt die durchschnittliche Blutdrucksenkung in mmHg bei verschiedenen Sportarten. Wie Sie sehen, hat Sport neben seinen positiven Effekten auf die körperliche Gesundheit, den Muskelaufbau und die Gewichtsabnahme auch eine eindeutige und direkte Wirkung auf die Blutdrucksenkung. Regelmäßige Bewegung kann somit eine entscheidende Rolle bei der Kontrolle und Reduzierung von Bluthochdruck spielen.

Trainingstyp	Systolisch (mmHg)	Diastolisch (mmHg)
Intervall	-4	-2
Aerob	-5	-3
Kraft	-6	-3
Kraft + Aerob	-6	-3
Isometrisch	-8	-4

Diese Tabelle zeigt den Einfluss verschiedener Trainingsarten auf den systolischen und diastolischen Blutdruck.

8.6. Langzeitwirkungen einer erfolgreichen Blutdruckkontrolle

Ein Liniendiagramm, das die positiven langfristigen Auswirkungen einer erfolgreichen Blutdruckkontrolle auf die Gesundheit zeigt, ist sehr hilfreich. Es veranschaulicht, wie die konsequente Blutdruckkontrolle das Risiko schwerwiegender gesundheitlicher Probleme deutlich reduziert. Hier sind die langfristigen Vorteile:

Jahre	Reduktion Herzinfarktrisiko (%)	Reduktion Schlaganfallrisiko (%)	Verringerung Nierenschäden (%)
1	5	5	5
1,5	10	9	8
2	15	12	10
2,5	20	16	14
3	25	20	18
3,5	30	34	32
4	35	33	20
4,5	37	32	27
5	40	35	30

Langzeitwirkung einer erfolgreichen Blutdruckkontrolle
Diese Tabelle zeigt die prozentuale Reduktion des Risikos für Herzinfarkt, Schlaganfall und Nierenschäden über einen Zeitraum von fünf Jahren

und unterstreicht die positiven Effekte einer erfolgreichen Blutdruckkontrolle.

- **Reduktion des Risikos für Herzinfarkt um 40%:** Eine effektive Blutdruckkontrolle kann das Risiko für einen Herzinfarkt innerhalb von fünf Jahren um bis zu 40% senken.
- **Reduktion des Risikos für Schlaganfall um 35%:** Ebenso kann das Risiko für einen Schlaganfall innerhalb von fünf Jahren um bis zu 35% reduziert werden.
- **Verringerung der Nierenschäden um 30%:** Die langfristige Kontrolle des Blutdrucks trägt dazu bei, Nierenschäden innerhalb von fünf Jahren um bis zu 30% zu verringern.

Diese Vorteile verdeutlichen die Wichtigkeit einer konsequenten und langfristigen Blutdruckkontrolle, um das Risiko für schwerwiegende gesundheitliche Komplikationen zu senken und die allgemeine Lebensqualität zu verbessern.

8.7. Tabelle zu den Nebenwirkungen verschiedener Blutdruckmedikamente

Eine gute Kenntnis der häufigen Nebenwirkungen verschiedener Blutdruckmedikamentengruppen und Strategien zum Umgang mit diesen Nebenwirkungen kann dazu beitragen, die Behandlung angenehmer und effektiver zu gestalten. In der folgenden Tabelle werden die wichtigsten Medikamentengruppen zur Blutdrucksenkung aufgelistet, zusammen mit ihren häufigsten Nebenwirkungen und Tipps zum Umgang mit diesen Nebenwirkungen.

Medikamentengruppe	Häufige Nebenwirkungen	Umgang mit Nebenwirkungen
ACE-Hemmer	Husten, erhöhter Kaliumspiegel	Viel Wasser trinken, Arzt konsultieren
Angiotensin-II-Rezeptorblocker (ARBs)	Schwindel, erhöhter Kaliumspiegel	Langsam aufstehen, Kaliumzufuhr überwachen
Betablocker	Müdigkeit, Kältegefühl in Händen und Füßen	Regelmäßige Bewegung, Einnahme am Abend
Kalziumkanalblocker	Schwellungen in den Beinen, Schwindel	Beine hochlegen, langsam aufstehen

Medikamentengruppe	Häufige Nebenwirkungen	Umgang mit Nebenwirkungen
Diuretika	Häufiges Wasserlassen, Elektrolytstörungen	Ausreichende Flüssigkeitszufuhr, Elektrolyte überwachen
Renin-Inhibitoren	Durchfall, erhöhter Kaliumspiegel	Kaliumzufuhr überwachen, Arzt konsultieren
Alpha-Blocker	Schwindel, Müdigkeit	Langsam aufstehen, Einnahme vor dem Schlafengehen
Zentrale Alpha-Agonisten	Mundtrockenheit, Verstopfung	Kaugummi kauen, ballaststoffreiche Ernährung

Quelle: Rote Liste - Packungsbeilage der Medikamenten

Diese Tabelle bietet eine übersichtliche Darstellung der häufigsten Nebenwirkungen und gibt wertvolle Hinweise, wie man diese Nebenwirkungen minimieren kann. Es ist wichtig, bei der Einnahme von Blutdruckmedikamenten regelmäßig den Arzt zu konsultieren und eventuelle Nebenwirkungen zu besprechen, um die bestmögliche Behandlung zu gewährleisten.

8.8. Abschlusswort

Wir hoffen, dass die in diesem Kapitel präsentierten Visualisierungen Ihnen geholfen haben, die komplexen Informationen über Bluthochdruck und seine Behandlung besser zu verstehen.

Denken Sie daran, dass der Weg zu einem gesunden Blutdruck eine Kombination aus Wissen, Umsetzung und regelmäßiger Überwachung erfordert. Nutzen Sie diese Visualisierungen als ständige Erinnerung und Motivation, Ihre Gesundheitsziele zu erreichen. Wir wünschen Ihnen viel Erfolg und stehen Ihnen weiterhin mit Rat und Unterstützung zur Seite.

Schlusswort

Liebe Leserinnen und Leser,

Sie haben es geschafft! Mit der Lektüre dieses Buches haben Sie einen wichtigen Schritt gemacht, um sich umfassend über Bluthochdruck zu informieren. Mein Ziel war es, Ihnen ein tiefgehendes Verständnis für diese weitverbreitete Erkrankung zu vermitteln und Ihnen die Werkzeuge an die Hand zu geben, um aktiv an der Kontrolle und Behandlung Ihres Bluthochdrucks mitzuwirken. Lassen Sie uns gemeinsam einen Blick zurück auf die Reise werfen, die wir in den Kapiteln dieses Buches unternommen haben.

Im ersten Kapitel haben wir die Grundlagen des Bluthochdrucks besprochen. Wir haben die komplexen Mechanismen des Herz-Kreislauf-Systems und die Bedeutung des Blutdrucks für unsere Gesundheit erläutert. Das Verständnis dieser

Grundlagen ist der Schlüssel, um die Bedeutung des Bluthochdrucks zu erkennen und die Notwendigkeit seiner Kontrolle zu begreifen.

Kapitel 2 war dem Thema Ursachen und Risikofaktoren des Bluthochdrucks gewidmet. Sie haben gelernt, welche Faktoren zu dieser Erkrankung beitragen können, und wie wichtig es ist, sowohl die nicht beeinflussbaren als auch die beeinflussbaren Risikofaktoren zu kennen. Durch das Identifizieren und Minimieren dieser Risikofaktoren können Sie proaktiv gegen die Entwicklung von Bluthochdruck vorgehen.

Im dritten Kapitel haben wir uns intensiv mit den Symptomen und der Diagnose von Bluthochdruck beschäftigt. Wir haben Ihnen gezeigt, wie Sie die 7x4-Methode anwenden können, um Ihren Blutdruck regelmäßig zu überwachen und festzustellen, ob er im normalen Bereich liegt. Diese Methode ist eine wertvolle Ergänzung zu den routinemäßigen Arztbesuchen und hilft Ihnen, die Kontrolle über Ihre Gesundheit zu übernehmen.

Kapitel 4 behandelte die verschiedenen diagnostischen und therapeutischen Maßnahmen, die in der Arztpraxis durchgeführt werden. Sie haben erfahren, wie Ihr Arzt den Schweregrad Ihres Bluthochdrucks bestimmt, Ihre Risikofaktoren beurteilt und eine geeignete Therapie einleitet. Auch die Bedeutung regelmäßiger Kontrollen zur Überwachung der Endorgane wie Herz, Nieren und

Gehirn wurde hervorgehoben, um mögliche Komplikationen frühzeitig zu erkennen.

Das fünfte Kapitel widmete sich den möglichen Folgen eines nicht optimal kontrollierten Bluthochdrucks. Sowohl die langfristigen, schleichenden Schäden als auch die plötzlich auftretenden, akuten Komplikationen wurden detailliert erläutert. Dieses Wissen soll Sie motivieren, Ihren Bluthochdruck ernst zu nehmen und die notwendigen Maßnahmen zu ergreifen, um diese schweren Folgen zu vermeiden.

Im sechsten Kapitel haben wir Strategien und Methoden vorgestellt, wie Sie trotz Bluthochdruck ein gesundes und erfülltes Leben führen können. Von Ernährungs- und Bewegungsratschlägen bis hin zu Stressmanagement und sozialer Unterstützung – dieses Kapitel zeigte, dass ein positives und aktives Leben auch mit Bluthochdruck möglich ist.

Das siebte Kapitel bietet nützliche Werkzeuge und Ressourcen zur Bewältigung des Alltags mit Bluthochdruck. Es enthält praktische Tipps und Informationen über zusätzliche Unterstützungsmöglichkeiten, um Ihnen bei der erfolgreichen Bewältigung Ihrer Erkrankung zu helfen.

Kapitel 8 präsentierte anschauliche Diagramme, Grafiken und Tabellen, die komplexe medizinische Konzepte leichter verständlich machen. Diese visuellen Darstellungen bieten eine übersichtliche und leicht zugängliche Möglichkeit, wichtige Informationen über Bluthochdruck zu vermitteln.

„Die umfassende Aufklärung" über Bluthochdruck und seine Behandlungsmöglichkeiten ist von entscheidender Bedeutung. Leider sind die Ärzte im heutigen Gesundheitssystem oft überlastet und haben nicht immer die Zeit, jeden einzelnen Patienten ausführlich aufzuklären. Deshalb habe ich dieses Buch und weitere Bücher dieser Reihe geschrieben. Mein Ziel ist es, Ihnen als Patienten das nötige Wissen zu vermitteln, um selbstbewusst und informiert mit Ihrer Krankheit umzugehen und gleichzeitig den Ärzten eine Unterstützung bei der Patientenaufklärung zu bieten.

In den kommenden Büchern dieser Reihe werde ich mich weiteren häufigen Erkrankungen widmen und Ihnen weiterhin fundierte, verständliche Informationen zur Verfügung stellen. Gemeinsam können wir dazu beitragen, die Lücke zwischen ärztlicher Betreuung und Patientenwissen zu schließen und die Gesundheitskompetenz zu erhöhen.

Vielen Dank, dass Sie dieses Buch gelesen haben. Ich hoffe, es hat Ihnen geholfen, und ich wünsche Ihnen alles Gute auf Ihrem Weg zu einem gesünderen Leben.

Herzlichst,
Doctor Ali Reza Samary,
Düsseldorf, 31.05.2024

Literaturverzeichnis und Weiterführende Ressourcen

1 - Referenzbücher

1.1. Allgemeine Innere Medizin

- **"Harrison's Principles of Internal Medicine"** - J. Larry Jameson, Anthony S. Fauci, et al.
- **"Klinikleitfaden Innere Medizin"** - Harald Schuppan, Axel Muntefering
- **"Davidson's Principles and Practice of Medicine"** - Brian R. Walker, Nicki R. Colledge
- **"Innere Medizin"** - Herold, Gerd
- **"Oxford Handbook of Clinical Medicine"** - Ian B. Wilkinson, Tim Raine
- **"Farreras-Rozman Medicina Interna"** - Ciril Rozman

- **"Principles and Practice of Hospital Medicine"** - Sylvia C. McKean, John J. Ross
- **"Internistische Therapie"** - Thomas Lüscher, Philipp E. Sarasin

1.2.   Spezifisch über Bluthochdruck

- **"Hypertension: A Companion to Braunwald's Heart Disease"** - George L. Bakris, Matthew Sorrentino
- **"Hypertension: Clinical Hypertension and Vascular Diseases"** - Joseph L. Izzo, Henry R. Black
- **"Bluthochdruck"** - Christian Hilfiker-Kleiner, Christian Hamm
- **"Manual of Hypertension of the European Society of Hypertension"** - Giuseppe Mancia, Guido Grassi
- **"Hypertension: A Companion to Braunwald's Heart Disease"** - George L. Bakris, Matthew Sorrentino
- **"Hypertension: A Companion to Braunwald's Heart Disease"** - George L. Bakris, Matthew Sorrentino
- **"Hypertension Primer"** - Joseph L. Izzo Jr., Domenic A. Sica
- **"Bluthochdruck behandeln mit System"** - Martin Middeke

- **"Hypertension: Clinical Management of Primary Hypertension in Adults"** - National Clinical Guideline Centre
- **"Hypertension and Dyslipidemia Management Essentials"** - Robert Miller Guthrie, Peter N. Poulose
- **"Handbook of Hypertension"** - Mark Houston
- **"Therapie der Hypertonie"** - Jürgen Scholze, Detlev Ganten

Diese Fachbücher bieten umfassende Informationen zur Diagnose, Behandlung und Management von Bluthochdruck und anderen internistischen Erkrankungen und dienen als wertvolle Ressourcen für medizinisches Fachpersonal und Studierende.

2 - Internetressourcen

2.1. Allgemeine Innere Medizin und Gesundheit

- **Mayo Clinic** - www.mayoclinic.org
- **National Institutes of Health (NIH)** - www.nih.gov
- **MedlinePlus** - medlineplus.gov
- **WebMD** - www.webmd.com

- **Cleveland Clinic** - my.clevelandclinic.org
- **Deutsche Gesellschaft für Innere Medizin (DGIM)** - www.dgim.de
- **American College of Physicians (ACP)** - www.acponline.org
- **National Health Service (NHS)** - www.nhs.uk
- **European Society of Cardiology (ESC)** - www.escardio.org
- **Deutsches Ärzteblatt** - www.aerzteblatt.de

2.2. Ernährung und Allgemeinmedizin

- **NutritionFacts.org** - nutritionfacts.org
- **Harvard T.H. Chan School of Public Health - Nutrition Source** - www.hsph.harvard.edu/nutritionsource
- **EatRight.org** - www.eatright.org
- **Deutsche Gesellschaft für Ernährung (DGE)** - www.dge.de
- **Centers for Disease Control and Prevention (CDC)** - www.cdc.gov
- **Gesundheitsinformation.de** - www.gesundheitsinformation.de
- **Academy of Nutrition and Dietetics** - www.eatright.org
- **Robert Koch-Institut (RKI)** - www.rki.de
- **MedScape** - www.medscape.com

- **Deutsche Gesellschaft für Allgemeinmedizin und Familienmedizin (DEGAM)** -
www.degam.de

2.3. Speziell über Bluthochdruck

- **American Heart Association (AHA)** -
www.heart.org
- **Hypertension Canada** - www.hypertension.ca
- **Blood Pressure UK** - www.bloodpressureuk.org
- **European Society of Hypertension (ESH)** -
www.eshonline.org
- **Deutsche Hochdruckliga e.V. DHL®** -
www.hochdruckliga.de
- **Hypertension Institute** -
www.hypertensioninstitute.com
- **Heart Foundation** - www.heartfoundation.org.au
- **British Heart Foundation** - www.bhf.org.uk
- **International Society of Hypertension (ISH)** -
www.ish-world.com
- **Blood Pressure Association** -
www.bpassoc.org.uk

Diese Internetseiten bieten eine Fülle an Informationen und sind hervorragende Quellen für weiterführende Studien und aktuelle Entwicklungen in den Bereichen Innere Medizin, Gesundheit, Ernährung und Bluthochdruck.

3 - Deutschsprachige Foren und Chatrooms

Hier finden Sie eine Liste empfohlener Foren und Chatrooms, die umfassende Diskussionen zur allgemeinen Inneren Medizin, Gesundheit, Ernährung, Allgemeinmedizin und speziell zu Bluthochdruck bieten. Diese Ressourcen sind wertvolle Plattformen für den Austausch von Erfahrungen und Informationen im deutschsprachigen Raum.

3.1.Allgemeine Innere Medizin und Gesundheit

- **Onmeda Forum** - forum.onmeda.de

- **Med1** - www.med1.de
- **NetDoktor Forum** - board.netdoktor.de

- **Lifeline Forum** -
  www.lifeline.de/community/forum

- **Gesundheitsfrage.net** -
  www.gesundheitsfrage.net
- **Medizinforum.de** - www.medizinforum.de
- **Medizin-Netz** - www.medizin-netz.de
- **Forum Gesundheit** - www.forum-gesundheit.de
- **Symptome.ch** - www.symptome.ch
- **Hilferuf.de** - www.hilferuf.de

3.2. Ernährung und Allgemeinmedizin

- **Ernährungsberatung Forum** - www.ernaehrungsberatung.de/forum

- **Forum Ernährung** - www.forum-ernaehrung.at
- **Diät Forum** - www.diaet-forum.de
- **Gesundheitsforum** - www.gesundheitsforum.de
- **Forum Ernährung und Diätetik** - www.forum-ernaehrung.net
- **Wellness Forum** - www.wellness-forum.de
- **Forum Hausarztmedizin** - www.forum-hausarztmedizin.de
- **Kochrezepte Forum** - www.kochrezepte.de/forum

- **Gesundheit.de Forum** - www.gesundheit.de/forum

- **Forum Bluthochdruck** - www.forum-bluthochdruck.de

3.3. Speziell über Bluthochdruck

- **Bluthochdruck-Forum der Deutschen Hochdruckliga** - www.hochdruckliga.de/forum

- **Hypertonie-Forum** - www.hypertonie-forum.de
- **Bluthochdruck Selbsthilfegruppe** - www.bluthochdruck-selbsthilfe.de/forum

- **Bluthochdruck und Herz-Kreislauf-Erkrankungen** - www.herzstiftung.de/forum

- **Bluthochdruck-Austausch** - www.bluthochdruck-austausch.de

- **Hypertonie und Gefäßerkrankungen Forum** - www.hypertonie-gefaesserkrankungen.de/forum

- **Bluthochdruck-Community** - www.bluthochdruck-community.de

- **Bluthochdruck Information** - www.bluthochdruck-information.de/forum

- **Herz und Blutdruck Forum** - www.herz-und-blutdruck.de/forum

- **Blutdruck Kontrollen Forum** - www.blutdruck-kontrollen.de/forum

Diese Foren und Chatrooms bieten eine hervorragende Plattform für den Austausch von Erfahrungen und Informationen und sind wertvolle Ressourcen für weiterführende Diskussionen zu den Themen Innere Medizin, Gesundheit, Ernährung und Bluthochdruck.

4 – Bilderquellen:

www.freepik.com
www.flaticon.com
www.Stocknation.club

Über den Autor

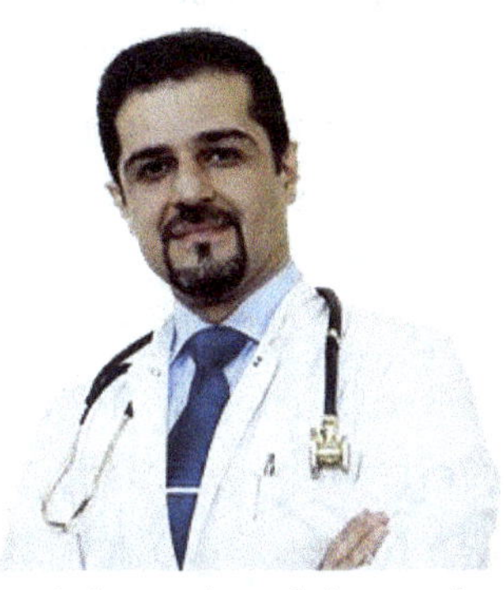

Ich bin Doctor **Ali Reza Samary**, geboren am 15. August 1971 in Teheran, Iran. Schon früh war mir klar, dass Bildung der Schlüssel zu einem erfüllten Leben ist. 1989 schloss ich mein Abitur mit den besten Noten ab. Im selben Jahr nahm ich an der landesweiten Universitäts-Eintrittsprüfung teil, bei der jedes Jahr etwa 1 bis 1,5 Millionen Schülerinnen und Schüler antreten. Mit großem Stolz erreichte ich den herausragenden Rang 26 von über einer Million Teilnehmern. Diese Leistung ermöglichte es mir, an einer der besten medizinischen Universitäten in Teheran zu studieren und meinem Traum, Arzt zu werden, näher zu kommen.

Ich erinnere mich noch gut daran, dass ich zu Beginn meines Studiums, im Alter von 18 Jahren, lange darüber nachgedacht habe, ob ich wirklich Arzt werden möchte. Meine Angehörigen und Bekannten hatten mir oft von den Schwierigkeiten und Herausforderungen des Medizinerberufs erzählt. Mir war klar, dass ich als Arzt Jahrzehnte lang Menschen in ihren schwierigsten Momenten sehen würde, wenn sie krank und verzweifelt sind, und dass ich ihre glücklichen und fröhlichen Zeiten kaum miterleben würde. Diese Vorstellung einer dauerhaften psychischen Belastung machte mir zunächst Angst. Es ist kein Geheimnis, dass die Lebenserwartung von Ärzten weltweit oft einige Jahre unter dem Durchschnitt der Bevölkerung liegt.

Trotz dieser Bedenken entschied ich mich, den Weg der Medizin einzuschlagen. Nach langem Überlegen kam ich zu dem Schluss, dass ich diese enorme psychische Belastung nur überwinden und trotzdem ein erfülltes Leben führen könnte, wenn ich meine Patienten wie meine eigenen Familienmitglieder betrachte. Wenn unsere Liebsten krank sind, tun wir alles, was in unserer Macht steht, um ihnen zu helfen, und es erfüllt uns mit großer Freude, wenn sie sich erholen und wir einen aktiven Beitrag zu ihrer Genesung leisten können.

Heute, 35 Jahre später, bin ich sehr stolz auf den Entschluss, den ich damals als 18-jähriger Junge gefasst habe. Meine Entscheidung, alle meine Patienten wie Familienmitglieder zu betrachten und mein Bestes zu tun, um ihnen zu helfen, hat mir nicht nur geholfen, die psychischen Belastungen dieses Berufes besser zu bewältigen, sondern auch immense Freude und Erfüllung durch die Heilung meiner Patienten gebracht.

Mein Medizinstudium dauerte siebeneinhalb Jahre, und 1996 schloss ich es erfolgreich ab. Meine Doktorarbeit wurde mit der höchsten Note bewertet und akzeptiert, was mich sehr stolz machte. Während meines Studiums und auch danach schrieb ich über 20 Lehr- und Hilfsbücher für Schülerinnen und Schüler, die sich auf die anspruchsvolle Universitäts-Eintrittsprüfung vorbereiten wollten. Viele dieser Bücher wurden Bestseller und halfen zahlreichen jungen Menschen, ihre Ziele zu erreichen.

Schon während meiner Schulzeit habe ich in den Pausen und bei jeder Gelegenheit immer die Fragen meiner Klassenkameraden sowie der Schülerinnen und Schüler aus der Nachbarschaft und Verwandtschaft zu schulischen Aufgaben und Themen beantwortet. Dabei hatte ich stets großen Spaß daran, mein Wissen weiterzugeben. Ich war in der gesamten Schul- und Studienzeit bekannt als jemand, der selbst komplizierte und schwierige Themen so einfach und verständlich erklären konnte, dass "sogar die Wände es verstehen können!".

Diese Fähigkeit, komplizierte Sachverhalte klar und einfach darzustellen, hat mir nicht nur geholfen, selbst ein tieferes Verständnis der Themen zu entwickeln, sondern auch in späteren Lebensabschnitten enorm genutzt. So wurden beispielsweise die Bücher, die ich geschrieben habe, sehr erfolgreich.

Auch während meiner Tätigkeit als Arzt war ich bekannt als jemand, der nicht nur die Patienten behandelt, sondern auch in einfacher und verständlicher Sprache ausführlich mit ihnen spricht. Ich erklärte meinen Patienten stets die Gründe ihrer Krankheit, die diagnostischen Methoden, die Therapie- und Behandlungsmöglichkeiten, die möglichen Nebenwirkungen und die eventuellen Gefahren der Medikamente und Behandlungen sowie die Folgen der Krankheiten.

Diese Fähigkeit habe ich auch in den Büchern der **"EASY MED"-Seri**e bestens genutzt, um Ihnen komplexe und schwierige medizinische Themen so verständlich wie möglich zu machen. Jetzt können Sie diese Fähigkeit, die ich seit meiner Kindheit besitze, selbst sehen und beurteilen.

Im Dezember 2001, nach einer Reihe politischer Konflikte mit der islamischen Regierung im Iran, musste ich mein Land und alles, was ich geschaffen hatte, hinter mir lassen. Zusammen mit meiner Ehefrau und unseren zwei kleinen Kindern, damals vier und zwei Jahre alt, wanderte ich nach Deutschland aus. Trotz der Herausforderungen, die mit einem solchen Neuanfang verbunden sind, ließ ich mich nicht entmutigen.

In Deutschland erwarb ich die Berufserlaubnis und begann als Assistenzarzt in der Inneren Medizin und Kardiologie zu arbeiten. Im Februar 2009 bestand ich erfolgreich meine Facharztprüfung an der Uni-Klinik Düsseldorf und erhielt die Zusatzbezeichnung Facharzt für Innere Medizin. Während meiner Weiterbildung absolvierte ich auch die Ausbildung zum Notarzt und erwarb den entsprechenden Titel. Bis Ende 2020 arbeitete ich als Facharzt in Deutschland und half unzähligen Patienten.

Heute arbeite ich nicht mehr als praktizierender Arzt, sondern bin Geschäftsführer mehrerer Gesellschaften, darunter die "Royal Content Center GmbH". Diese Gesellschaft veröffentlicht die **"EASY MED"-Serie**, eine Sammlung von Büchern und digitalen Inhalten, die bald viele weitere Werke umfassen wird.

Ich hoffe, dass ich durch diese Arbeit meinen Beitrag als Facharzt zur Verbesserung des Gesundheitszustandes und zur Optimierung der Lebensqualität meiner Mitmenschen leisten kann. Es erfüllt mich mit Freude und Stolz, mein Wissen und meine Erfahrungen mit anderen zu teilen, um ihnen zu einem besseren, gesünderen und glücklicheren Leben zu verhelfen.

Herzlichst,

Doctor Ali Reza Samary,
Düsseldorf, Mai 2024

Feedback und Kontakt

Liebe Leserinnen und Leser,

Ihre Meinung liegt mir am Herzen! Ich möchte sicherstellen, dass Sie mit meinen Büchern zufrieden sind und alle Ihre Fragen beantwortet werden. Daher freue ich mich über Ihr Feedback, Ihre Anregungen und Ihre Kommentare. Egal, ob Sie Lob, Kritik oder Fragen haben, ich bin hier, um Ihnen zu helfen.

Als Autor, Doctor Ali Reza Samary, bin ich bestrebt, Ihnen die bestmöglichen Informationen und Ratschläge zu bieten, um Ihre Gesundheit zu verbessern und ein glücklicheres Leben zu führen. Als Verlag, Royal Content Center GmbH, stehe ich hinter jedem Buch und bin darauf bedacht, Ihnen hochwertige Inhalte zu liefern, die Sie inspirieren und informieren.

Sie können mich jederzeit über unsere Website kontaktieren, um Ihre Gedanken mitzuteilen oder um weitere Informationen zu erhalten. Besuchen Sie www.Royal-content-center.com, um mehr über meine Bücher zu erfahren und sich mit anderen Lesern auszutauschen. Darüber hinaus bin ich auch auf Social Media aktiv. Folgen Sie mir unter @royal-content-center, um stets auf dem Laufenden zu bleiben und von exklusiven Angeboten zu profitieren.

Ihr Feedback ist ein wertvoller Beitrag zur Weiterentwicklung meiner Bücher und hilft mir, Ihre Bedürfnisse besser zu verstehen. Ich danke Ihnen herzlich für Ihre Unterstützung und freue mich darauf, von Ihnen zu hören!

Mit besten Grüßen,

Doctor Ali Reza Samary
Düsseldorf, Mai 2024

ISBN:	**978-3-68981-001-6**
Autor:	**Doctor Ali Reza Samary**
Verlag:	**Royal Content Center GmbH (De)**
Website:	**www.royal-content-center.com**
E-Mail:	**info@royal-content-center.com**
Social-Media:	**@royal-content-center**

Glossar

Hier finden Sie eine alphabetisch geordnete Liste der wichtigsten Begriffe im Zusammenhang mit Bluthochdruck, Krankheiten, Medikamenten, Therapiemethoden, Diagnoseverfahren, Diäten und Risikofaktoren. Jeder Begriff wird in ein bis zwei Sätzen erklärt, um Ihnen ein besseres Verständnis zu ermöglichen.

- **ACE-Hemmer**: Medikamente, die die Wirkung des Angiotensin-Converting-Enzyms (ACE) blockieren und dadurch den Blutdruck senken.
- **Adipositas**: Ein medizinischer Zustand, der durch übermäßiges Körperfett gekennzeichnet ist und das Risiko für Bluthochdruck und andere Krankheiten erhöht.
- **Aerobic**: Eine Form der körperlichen Aktivität, die die Herzfrequenz erhöht und zur

Verbesserung der Herz-Kreislauf-Gesundheit beiträgt.

- **Angiotensin-II-Rezeptorblocker (ARBs)**: Medikamente, die die Wirkung von Angiotensin II blockieren und dadurch die Blutgefäße erweitern und den Blutdruck senken.

- **Antihypertensiva**: Medikamente, die zur Behandlung von Bluthochdruck eingesetzt werden.

- **Arteriosklerose**: Eine Erkrankung, bei der sich Plaque in den Arterienwänden ansammelt, was zu einer Verengung und Verhärtung der Arterien führt.

- **Betablocker**: Medikamente, die die Wirkung von Adrenalin auf das Herz blockieren und den Herzschlag verlangsamen, um den Blutdruck zu senken.

- **Blutdruckmessung**: Ein Verfahren zur Messung des Drucks, den das Blut auf die Arterienwände ausübt.

- **Bluthochdruck (Hypertonie)**: Ein Zustand, bei dem der Blutdruck in den Arterien chronisch erhöht ist.

- **BMI (Body Mass Index)**: Ein Maß zur Beurteilung des Körpergewichts im Verhältnis zur Körpergröße, das zur Bewertung von Übergewicht und Adipositas verwendet wird.

- **Cholesterin**: Eine fettartige Substanz, die im Blut zirkuliert und in hohen Mengen das Risiko für Herzerkrankungen erhöhen kann.
- **Diabetes**: Eine Stoffwechselerkrankung, die durch hohen Blutzuckerspiegel gekennzeichnet ist und das Risiko für Bluthochdruck und Herzkrankheiten erhöht.
- **Diuretika**: Medikamente, die die Ausscheidung von Wasser und Salz über die Nieren fördern und so den Blutdruck senken.
- **DASH-Diät (Dietary Approaches to Stop Hypertension)**: Eine Ernährungsweise, die reich an Obst, Gemüse und fettarmen Milchprodukten ist und zur Senkung des Blutdrucks beiträgt.
- **Elektrokardiogramm (EKG)**: Ein diagnostisches Verfahren, das die elektrische Aktivität des Herzens misst und zur Diagnose von Herzkrankheiten verwendet wird.
- **Endorganschäden**: Schäden an wichtigen Organen wie Herz, Nieren und Gehirn, die durch chronisch hohen Blutdruck verursacht werden können.
- **Ernährungsumstellung**: Änderungen in der Ernährung, um die Gesundheit zu verbessern und Krankheiten vorzubeugen.
- **Gefäßwiderstand**: Der Widerstand, den das Blut beim Fließen durch die Blutgefäße

erfährt, ein wichtiger Faktor bei der Regulierung des Blutdrucks.

- **Genetische Veranlagung**: Die erbliche Neigung, bestimmte Krankheiten wie Bluthochdruck zu entwickeln.
- **Herzinfarkt**: Eine schwere Erkrankung, bei der ein Teil des Herzmuskels aufgrund einer blockierten Blutversorgung abstirbt.
- **Hypertonie-Krisen**: Plötzliche, schwere Erhöhungen des Blutdrucks, die eine sofortige medizinische Behandlung erfordern.
- **Kalziumkanalblocker**: Medikamente, die den Einstrom von Kalzium in die Muskelzellen des Herzens und der Blutgefäße blockieren und so den Blutdruck senken.
- **Kardiologe**: Ein Arzt, der auf die Diagnose und Behandlung von Herzkrankheiten spezialisiert ist.
- **Körperliche Aktivität**: Jede Bewegung, die durch die Skelettmuskulatur erzeugt wird und die Energieverbrauch erfordert, wichtig für die Vorbeugung von Bluthochdruck.
- **Langzeitblutdruckmessung**: Ein Verfahren zur kontinuierlichen Überwachung des Blutdrucks über 24 Stunden, um genauere Daten zu erhalten.
- **Lebensstiländerungen**: Änderungen in der täglichen Routine, die die Gesundheit

verbessern, wie Ernährung, Bewegung und Stressmanagement.

- **Metabolisches Syndrom**: Ein Cluster von Zuständen, die das Risiko für Herzkrankheiten, Schlaganfälle und Diabetes erhöhen.
- **Natrium**: Ein Mineral, das in Salz enthalten ist und in hohen Mengen den Blutdruck erhöhen kann.
- **Nierenerkrankung**: Erkrankungen der Nieren, die den Blutdruck beeinflussen können.
- **Nitroglycerin**: Ein Medikament, das die Blutgefäße erweitert und zur Behandlung von Angina pectoris eingesetzt wird.
- **Notarzt**: Ein Arzt, der auf die Notfallmedizin spezialisiert ist und in akuten medizinischen Notfällen eingreift.
- **Omega-3-Fettsäuren**: Gesunde Fette, die in Fisch und einigen pflanzlichen Quellen vorkommen und zur Senkung des Blutdrucks beitragen können.
- **Orthostatische Hypotonie**: Ein plötzlicher Blutdruckabfall beim Aufstehen, der zu Schwindel oder Ohnmacht führen kann.
- **Primäre Hypertonie**: Bluthochdruck ohne erkennbare Ursache, auch essentielle Hypertonie genannt.

- **Puls**: Die Anzahl der Herzschläge pro Minute, ein Indikator für die Herzgesundheit.
- **Rauchen**: Eine Gewohnheit, die das Risiko für Bluthochdruck und Herzkrankheiten erheblich erhöht.
- **Renin-Inhibitoren**: Medikamente, die das Enzym Renin blockieren und so den Blutdruck senken.
- **Risikofaktoren**: Merkmale oder Gewohnheiten, die das Risiko erhöhen, eine Krankheit wie Bluthochdruck zu entwickeln.
- **Schlaganfall**: Eine plötzliche Unterbrechung der Blutversorgung des Gehirns, die zu schweren neurologischen Schäden führen kann.
- **Schlafapnoe**: Eine Schlafstörung, bei der die Atmung während des Schlafs wiederholt stoppt und startet, was das Risiko für Bluthochdruck erhöht.
- **Sekundäre Hypertonie**: Bluthochdruck, der durch eine identifizierbare Grunderkrankung verursacht wird.
- **Systolischer Blutdruck**: Der Druck in den Arterien, wenn das Herz schlägt.
- **Thiaziddiuretika**: Eine Klasse von Diuretika, die häufig zur Behandlung von Bluthochdruck eingesetzt wird.

- **Tiefe Atemübungen**: Techniken zur Stressbewältigung, die durch tiefe, kontrollierte Atemzüge die Entspannung fördern.
- **Triglyceride**: Eine Art von Fett im Blut, hohe Werte können das Risiko für Herzkrankheiten erhöhen.
- **Übergewicht**: Ein Zustand, bei dem das Körpergewicht über dem als gesund angesehenen Bereich liegt, was das Risiko für Bluthochdruck erhöht.
- **Vegetarische Ernährung**: Eine Ernährungsweise, die pflanzliche Lebensmittel bevorzugt und zur Senkung des Blutdrucks beitragen kann.
- **Vasodilatatoren**: Medikamente, die die Blutgefäße erweitern und den Blutdruck senken.
- **Vererbung**: Die genetische Weitergabe von Merkmalen, die das Risiko für Bluthochdruck beeinflussen kann.
- **Vitamine**: Essenzielle Nährstoffe, die für die allgemeine Gesundheit wichtig sind und zur Blutdruckkontrolle beitragen können.
- **Yoga**: Eine Kombination aus körperlichen Übungen, Atemtechniken und Meditation, die zur Reduktion von Stress und Bluthochdruck beitragen kann.

- **Zentraler Venenkatheter**: Ein dünner Schlauch, der in eine große Vene eingeführt wird, um Medikamente zu verabreichen oder Blut abzunehmen.
- **Zuckerkrankheit (Diabetes)**: Eine chronische Erkrankung, die den Blutzuckerspiegel beeinflusst und das Risiko für Bluthochdruck erhöht.
- **Zusatzbezeichnung**: Eine zusätzliche Qualifikation, die ein Arzt erwerben kann, um sich auf ein bestimmtes Fachgebiet zu spezialisieren.
- **Ballaststoffe**: Nahrungsbestandteile, die die Verdauung fördern und helfen können, den Blutdruck zu senken.
- **Blutlipide**: Fette im Blut, deren hoher Gehalt das Risiko für Herzkrankheiten erhöht.
- **Blutverdünner**: Medikamente, die das Blut dünner machen, um das Risiko von Blutgerinnseln zu reduzieren.
- **Cholesterinwert**: Ein Maß für die Menge an Cholesterin im Blut, wichtig für die Beurteilung des Herzkrankheitsrisikos.
- **Diabetes Typ 2**: Eine Form von Diabetes, die durch Insulinresistenz und hohe Blutzuckerwerte gekennzeichnet ist.
- **Hypercholesterinämie**: Ein Zustand, bei dem der Cholesterinspiegel im Blut erhöht ist, was

das Risiko für Herzkrankheiten und Schlaganfälle erhöht.

- **Hyperlipidämie**: Ein Zustand, bei dem hohe Konzentrationen von Lipiden (Fetten) im Blut vorhanden sind, was zu Herz-Kreislauf-Erkrankungen führen kann.
- **Hypertonie (Bluthochdruck)**: Ein chronisch erhöhter Blutdruck, der das Risiko für Herzkrankheiten, Schlaganfälle und Nierenschäden erhöht.
- **Hypotension**: Ein niedriger Blutdruck, der zu Schwindel, Ohnmacht und anderen gesundheitlichen Problemen führen kann.
- **Insulinresistenz**: Ein Zustand, bei dem die Körperzellen nicht mehr auf Insulin reagieren, was zu erhöhten Blutzuckerspiegeln führt.
- **Kochsalz (Natriumchlorid)**: Ein Mineral, das in Salz enthalten ist; hohe Aufnahme kann den Blutdruck erhöhen.
- **Langzeitblutdruckmessung (ABPM)**: Ein Verfahren zur 24-Stunden-Überwachung des Blutdrucks, um genauere Daten für die Diagnose und Behandlung zu erhalten.
- **LDL-Cholesterin**: Low-Density-Lipoprotein, auch als "schlechtes" Cholesterin bekannt; hohe Werte erhöhen das Risiko für Herzkrankheiten.

- **Medikamentöse Therapie**: Die Behandlung von Krankheiten mit Medikamenten, um Symptome zu lindern und den Krankheitsverlauf zu kontrollieren.
- **Niereninsuffizienz**: Ein Zustand, bei dem die Nieren nicht mehr richtig funktionieren, was zu einer Ansammlung von Abfallprodukten im Blut führen kann.
- **Obstipation**: Verstopfung, die durch eine ballaststoffarme Ernährung oder mangelnde Bewegung verursacht werden kann.
- **Phytotherapie**: Die Behandlung von Krankheiten mit pflanzlichen Arzneimitteln.
- **Polypharmazie**: Die gleichzeitige Einnahme von mehreren Medikamenten, die das Risiko von Wechselwirkungen und Nebenwirkungen erhöhen kann.
- **Probiotika**: Lebende Mikroorganismen, die in bestimmten Lebensmitteln oder Nahrungsergänzungsmitteln enthalten sind und zur Gesundheit des Verdauungssystems beitragen können.
- **Pulmonale Hypertonie**: Ein erhöhter Blutdruck in den Arterien der Lunge, der zu Atemnot und anderen Symptomen führen kann.
- **Refluxkrankheit (GERD)**: Eine Erkrankung, bei der Magensäure in die Speiseröhre

zurückfließt, was zu Sodbrennen und anderen Beschwerden führt.

- **Resistente Hypertonie**: Bluthochdruck, der trotz Einnahme von mindestens drei verschiedenen blutdrucksenkenden Medikamenten nicht kontrolliert werden kann.
- **Schwangerschaftsdiabetes**: Diabetes, der erstmals während der Schwangerschaft auftritt und das Risiko für Mutter und Kind erhöhen kann.
- **Statine**: Medikamente, die den Cholesterinspiegel im Blut senken und das Risiko für Herz-Kreislauf-Erkrankungen verringern.
- **Stressbewältigung**: Techniken und Strategien, um Stress zu reduzieren und die allgemeine Gesundheit zu verbessern.
- **Transfette**: Ungesunde Fette, die in vielen verarbeiteten Lebensmitteln vorkommen und das Risiko für Herzkrankheiten erhöhen können.
- **Triglyceridwerte**: Ein Maß für die Menge an Triglyceriden im Blut, hohe Werte erhöhen das Risiko für Herzkrankheiten.
- **Vaskuläre Demenz**: Eine Form von Demenz, die durch eine reduzierte Blutversorgung des Gehirns verursacht wird.

- **Verzicht auf Alkohol**: Reduzierung oder Vermeidung des Alkoholkonsums, um den Blutdruck zu senken und die allgemeine Gesundheit zu verbessern.
- **Vollkornprodukte**: Nahrungsmittel, die alle Teile des Korns enthalten und reich an Ballaststoffen und Nährstoffen sind, die zur Senkung des Blutdrucks beitragen können.
- **Wasserhaushalt**: Die Regulation der Flüssigkeitsmenge im Körper, wichtig für die Aufrechterhaltung eines gesunden Blutdrucks.
- **Weißkittelhypertonie**: Ein vorübergehender Anstieg des Blutdrucks, der durch die Angst vor Arztbesuchen verursacht wird.
- **Zentrales Nervensystem**: Der Teil des Nervensystems, der das Gehirn und das Rückenmark umfasst und die meisten Funktionen des Körpers steuert.
- **Zuckerfreier Ernährungsplan**: Eine Diät, die den Verzehr von Zucker minimiert oder eliminiert, um den Blutzuckerspiegel und den Blutdruck zu kontrollieren.

Index

Hier ist der erweiterte Index der wichtigsten Begriffe im Zusammenhang mit Bluthochdruck, Krankheiten, Medikamenten, Therapiemethoden, Diagnoseverfahren, Diäten und Risikofaktoren, zusammen mit den entsprechenden Seitennummern.

BLUTHOCHDRUCK
Der stille Killer!

7x4 Tabelle

Nutzen Sie diese leeren Tabellen, um Ihre Blutdruckwerte im Verlauf nach der 7x4-Methode systematisch festzuhalten und zu überwachen:

Tag Uhr	Mo.	Di.	Mi.	Do.	Fr.	Sa.	So.	Durchs-chnitt
08:00	/	/	/	/	/	/	/	/
12:00	/	/	/	/	/	/	/	/
16:00	/	/	/	/	/	/	/	/
20:00	/	/	/	/	/	/	/	/
Durch_schnitt	/	/	/	/	/	/	/	/

Tag Uhr	Mo.	Di.	Mi.	Do.	Fr.	Sa.	So.	Durchs-chnitt
08:00	/	/	/	/	/	/	/	/
12:00	/	/	/	/	/	/	/	/
16:00	/	/	/	/	/	/	/	/
20:00	/	/	/	/	/	/	/	/
Durch_schnitt	/	/	/	/	/	/	/	/

Tag Uhr	Mo.	Di.	Mi.	Do.	Fr.	Sa.	So.	Durchs-chnitt
08:00	/	/	/	/	/	/	/	/
12:00	/	/	/	/	/	/	/	/
16:00	/	/	/	/	/	/	/	/
20:00	/	/	/	/	/	/	/	/
Durch_schnitt	/	/	/	/	/	/	/	/

„EASY MED"-Serie
Royal Content Center

Tag / Uhr	Mo.	Di.	Mi.	Do.	Fr.	Sa.	So.	Durchs-chnitt
08:00	/	/	/	/	/	/	/	/
12:00	/	/	/	/	/	/	/	/
16:00	/	/	/	/	/	/	/	/
20:00	/	/	/	/	/	/	/	/
Durch_schnitt	/	/	/	/	/	/	/	/

Tag / Uhr	Mo.	Di.	Mi.	Do.	Fr.	Sa.	So.	Durchs-chnitt
08:00	/	/	/	/	/	/	/	/
12:00	/	/	/	/	/	/	/	/
16:00	/	/	/	/	/	/	/	/
20:00	/	/	/	/	/	/	/	/
Durch_schnitt	/	/	/	/	/	/	/	/

BLUTHOCHDRUCK
Der stille Killer!

Tag / Uhr	Mo.	Di.	Mi.	Do.	Fr.	Sa.	So.	Durchs-chnitt
08:00	/	/	/	/	/	/	/	/
12:00	/	/	/	/	/	/	/	/
16:00	/	/	/	/	/	/	/	/
20:00	/	/	/	/	/	/	/	/
Durch_schnitt	/	/	/	/	/	/	/	/

Tag / Uhr	Mo.	Di.	Mi.	Do.	Fr.	Sa.	So.	Durchs-chnitt
08:00	/	/	/	/	/	/	/	/
12:00	/	/	/	/	/	/	/	/
16:00	/	/	/	/	/	/	/	/
20:00	/	/	/	/	/	/	/	/
Durch_schnitt	/	/	/	/	/	/	/	/

Ihre nächsten Schritte
mit der "EASY MED"-Serie

Liebe Leserinnen und Leser,

Herzlichen Glückwunsch, dass Sie dieses Buch gelesen haben! Mit diesem wichtigen Schritt haben Sie sich wertvolles Wissen angeeignet und Ihre Gesundheit aktiv in die Hand genommen. Doch die Reise geht weiter – unsere **"EASY MED"-Serie** bietet noch viele spannende und aufschlussreiche Bände, die darauf warten, von Ihnen entdeckt zu werden.

Freuen Sie sich auf kommende Ratgeber, die Ihnen fundierte Informationen und praktische Tipps zu weiteren wichtigen Gesundheitsthemen bieten werden. Jeder Band ist darauf ausgelegt, Ihr Wohlbefinden zu steigern und Ihre Lebensqualität zu verbessern.

Die weiteren Bücher dieser Reihe werden in den nächsten Wochen und Monaten nach und nach veröffentlicht. Bleiben Sie dran und lassen Sie sich von den neuen Erkenntnissen inspirieren und motivieren. Die **"EASY MED"-Serie** ist Ihr verlässlicher Begleiter auf dem Weg zu einem gesünderen und glücklicheren Leben.

Teilen Sie dieses Wissen mit Ihren Lieben und laden Sie sie ein, gemeinsam mit Ihnen die nächsten Bände zu entdecken. Ihr Wohlbefinden liegt uns am Herzen – lassen Sie uns gemeinsam stark sein!

Dies sind nur ein paar Beispiele aus der Vielzahl weiterer Bücher dieser Reihe:

Das erste Buch aus dieser Serie:

Das zweite Buch aus dieser Serie:

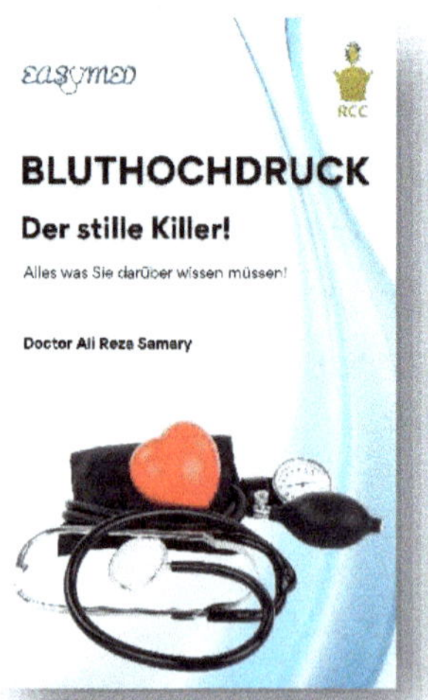

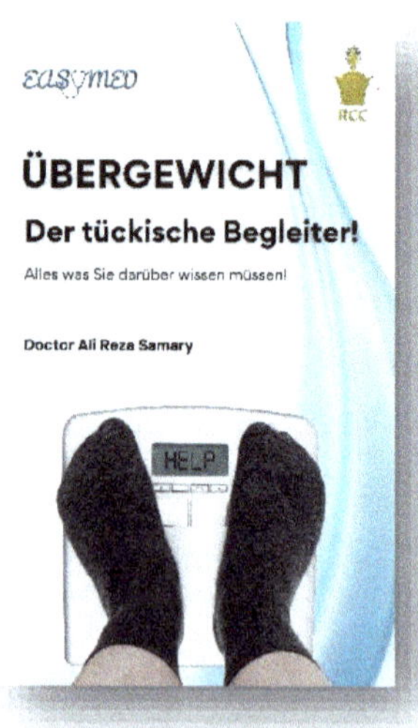

Das dritte Buch
aus dieser Serie:

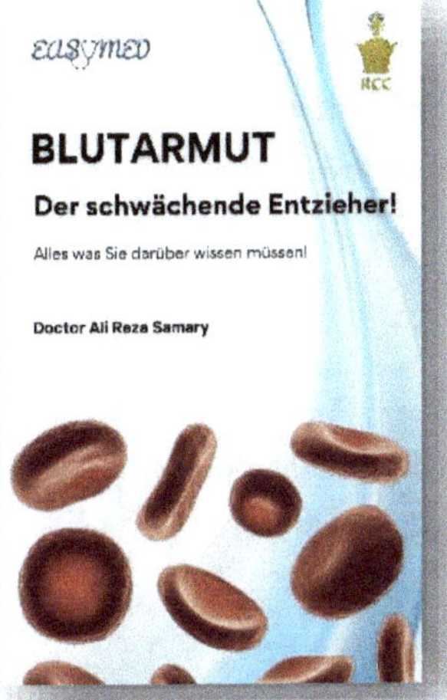

Das vierte Buch
aus dieser Serie:

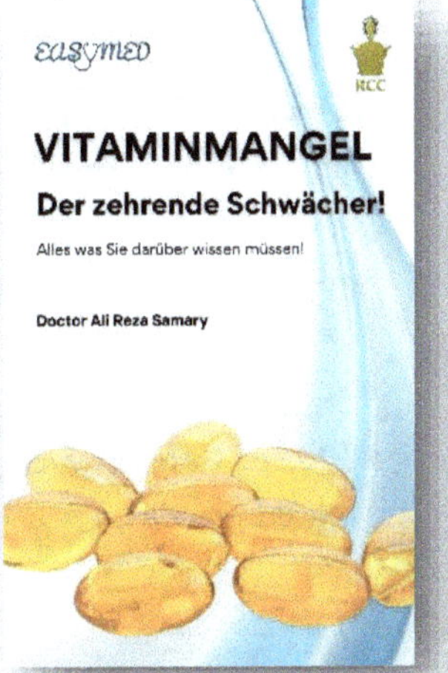

Das fünfte Buch
aus dieser Serie:

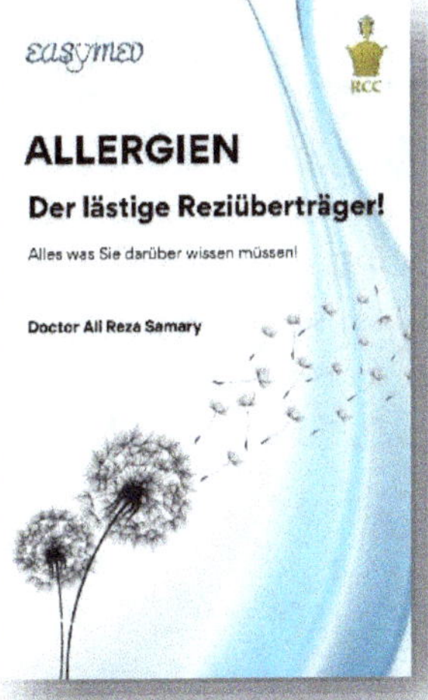

Das sechste Buch
aus dieser Serie:

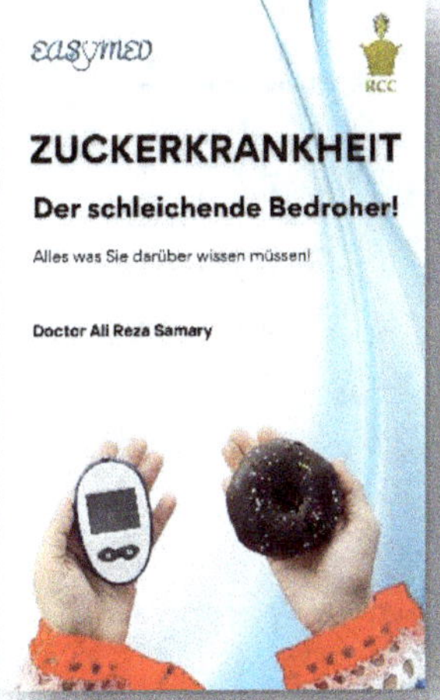

Weitere Bücher aus dieser Serie:

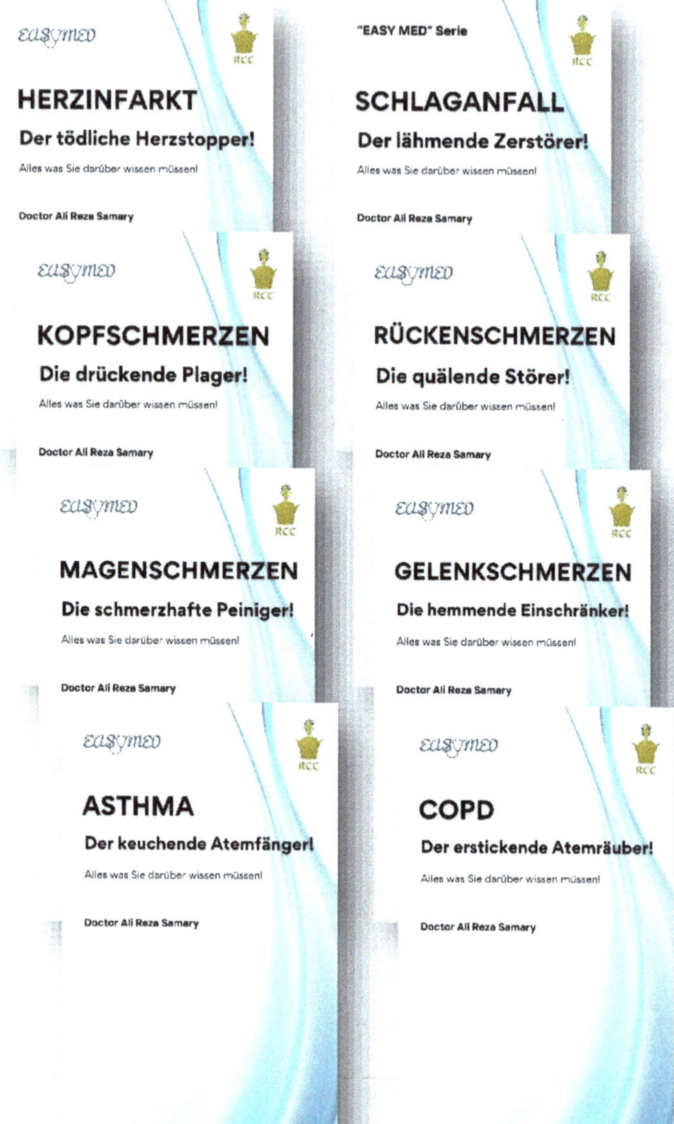

Weitere Bücher aus dieser Serie:

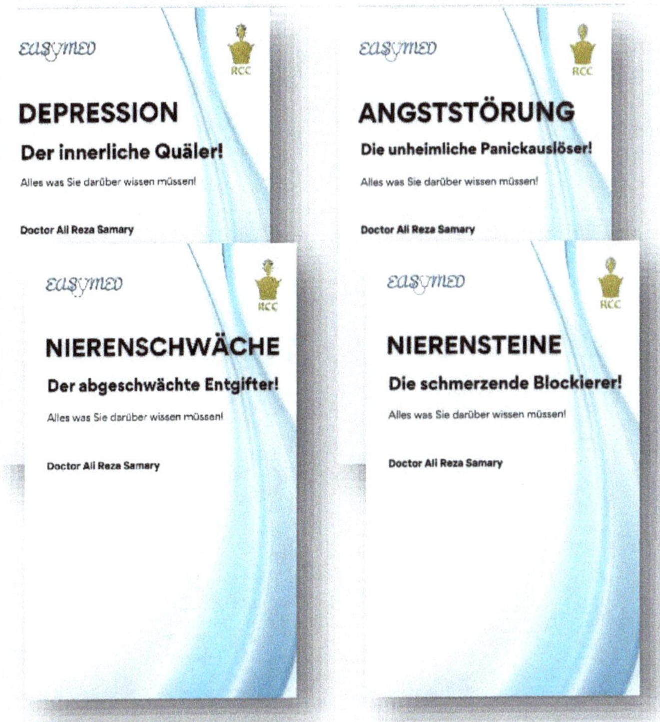

(Dies sind nur ein paar Beispiele aus der Vielzahl weiterer Bücher dieser Reihe.)

Empfehlen Sie diese Serie Ihren Bekannten und Freunden. Diese Bücher sind das beste Geschenk für die Menschen, die Ihnen am Herzen liegen und deren Gesundheit Ihnen wichtig ist.

Doctor Ali Reza Samary
Royal Content Center GmbH

Ihre Notizen:

Ihre Notizen:

Ihre Notizen:

Ihre Notizen: